精神科医
名越康文
ノンフィクションライター
藤井誠二

40歳からの人生を変える

心の荷物を手放す技術

YASUFUMI NAKOSHI X SEIJI FUJII

牧野出版

まえがき

すべてのビジネス書を読む前に

名越康文

なぜぼくたちは、これほどまでに底なしの不安に追い立てられているのか。

与えられた仕事をきちんとこなし、その場その場にうまく対応し、毎日それなりにソツなく生きていても、「どこか、違うな」という漠然とした不安に苛まれている方はどれほど多いことかと思います。ハウツー本やノウハウ本が売れるのも、その漠然とした、でも本質的な不安を埋めようとする心の動きの表れと言ってもいいのかもしれません。

けれどぼくは、表面的なハウツーやノウハウを学ぶだけでは、本当にそれを生かすことはできないと思っています。なぜなら、人生がプラスに転じるためには、不安や怒りを手放して、「心が晴れ晴れとした状態」になっていることが前提条件だからです。これは、ほとんどのビジネス書や自己啓発書に書かれていないことですが、ぼくが26年以上精神科医をやってきて、強く実感していることなのです。

では、どうすれば心を晴れ晴れとした状態に保てるのか。それにはまず、自分の人生を生きているのは、ほかならぬ自分だということを「認識」しなければなりません。「自分の人生に実感と自信を持つ」と言い換えてもいいでしょう。それから、瞬間瞬間で心の荷物を手放し、心をプラスに持っていくメソッドを実践していけばいいのです。人生は毎日の集積、毎日は瞬間の集積ですから、瞬間をなおざりにすることは、すなわち人生をなおざりにすることなのです。

その方法論を、体力的な曲がり角を迎え、人生の折り返し地点を過ぎて希望と諦観の間で引き裂かれる世代の男性にお伝えしていきたいという思いで生まれたのが本書です。

そもそも本書は、ぼくの友人のノンフィクションライター・藤井誠二氏が45歳の時に「パニック障害」という精神疾患を経験し、ぼくが彼の治療に関わっていく中で、不安や焦燥感、孤独感といった、中年男性の心の葛藤について対話を重ねていくうちに生まれた企画です。

本書は、藤井氏が当事者として経験した「問題」を提示し、ぼくが臨床的な知見から実践的なアイディアを提案していくという、対話形式で展開していきます。藤井氏の「経験と実感」と、ぼくの「確信と見解」を突き合わせて、ぼくらの不安や絶望感の正体をつきとめてときほぐすことが、白地図に住所を書き込んでいくように、ぼくらが来た道に実感と自信を持つための一助になるのではないかと思っています。

だから、まわりの刺激や情報に振り回される必要はありません。底なしの不安に支配される必要もありません。自分の来た道に自信を持って、本書に収めた方法論を実践してみてください。毎日晴れ晴れした気分で過ごすことが、自らの力を最大限に発揮するための唯一の方法なのです。

最後に、女性の読者のみなさまへ。

本書の内容は、もちろん女性でも参考にしていただけることばかりですが、ぼくが女性のみなさまに意識しながら読んでいただきたいなと思うのは、男性が抱える不全感は、じつは、女性からはじまっているということです。なぜなら、すべての男性は女性から生まれ、母子のコミュニケーションを経て大人になっていくからです。

今の40、50代の男性は、女性の社会進出が進む高度経済成長期の最中に思春期を過ごしてきました。当時、激しく変わりゆく価値観の中で、女性は昔のように、ただ母としての務めを全うすることだけに相応の充足感や幸せを実感できない時代を経験した。また、否応なくそういった日本という社会の価値基準に合わせて子どもの教育を行ってきた。それらが、彼らの自己肯定感におよぼした影響というのは、見過ごせない問題だと思うのです。時代を生きているのはまさに個人です。そして、男性を育てるのはいまだに大半は女性なのです。

それを踏まえて、本書を子育てやパートナーとの付き合い方にも役立てていただければ幸いです。

40歳からの人生を変える心の荷物を手放す技術　目次

第2章 閉ざしていた「感覚」をひらく 77

第3章 「孤独」を手放す 111

序章
今までのやりかたじゃ、マズい？

無自覚に溜め込むストレスって、
けっこうヤバいんです。

藤井　ぼくはメディアの世界に入ってかれこれ20年以上経ちますが、この10年ほどはおもに少年犯罪や被害者遺族の取材を続けながら、人物ルポも定期的に書いてきました。名越先生とは**「AERA」の「現代の肖像」***というコーナーで人物ルポを書かせていただいたのがご縁で、以来親しくさせていただいてます。

そもそもこの本が生まれるきっかけになったのは、ぼくが２００８年に**「パニック障害」***という**神経症***の一種を経験したことにはじまるんです。その時に名越先生に相談したのがきっかけで、患者と主治医としてのやりとりがはじまりました。それから対話を重ねていくうちに、これはぼく個人の問題にとどめずに、中年の男の生き方全体をちょっと見直したほうがいいんじゃないかということを考えるようになったんです。

名越　そうなんです。藤井さんとのお付き合いは、もう10年くらいになりますかね。しかし藤井さん、昔は目つきすごかったよね。ヤクザみたいな目つきして。テレビの討論番組でも、がなる怪獣みたいなパネリストの人たちに、

＊「AERA」の「現代の肖像」
朝日新聞出版の発行する週刊誌「ＡＥＲＡ」の人物ルポ連載。名越をはじめとした、藤井が取材した11人の記事は、単行本『「壁」を越えていく力』（講談社／２０１３）に掲載時未収録原稿を追加して所収。

＊パニック障害
突然起こる激しい動悸や発汗、頻脈、ふるえ、息苦しさ、胸部の不快感、めまいといったからだの異常とともに、強烈な不安感に襲われる精神疾患。発作の再発を怖れる「予期不安」と、発作を回避するために生活範囲を限定する「広場恐怖症」も特徴。本能的な危険を察知する扁桃体が活動しすぎて、必要もないのに戦闘態勢に入り、呼吸や心拍数を増やしてしまうといわれている。恐怖や不安に関係している神経伝達物質「ノルアドレナリン」と、興奮を抑える神経伝達物質「セロトニン」とのバランスが崩れるために起こると考えられており、発症者はス

「いや、そうは言ってもですね」とか言ってガンガン突っ込んでいくし。「コワーっ！　この人とは絶対友達になれへん」って思ってましたもの。

藤井　十数年前はぼくも生意気盛りなところがありまして（笑）。２０００年代のはじめに「**グータン**」*という番組があって、芸能人の日常の映像を見て、その人の内面を名越先生が見破るというか、その人が持っている色んな心的問題を診断する番組で、非常に人気があった。それに名越先生がメインで出演しているのをたまたま見て驚いて、臨床の最前線で十数年やってきた精神科医がテレビという媒体に出演して、いったいこの人はどこに向かっているんだろう、と興味がわいた（笑）。当時はまだ東京進出前で、大阪で暮らしていらっしゃいました。名越先生のクリニックにぼくが通って、半年間いろいろとお話をうかがいました。それが久々の再会でしたね。

名越　びっくりしたんですよ。いちばんはじめにね、ぼくの所に「お願いします」って電話かかってきて。本当、丁寧な電話をかけてくださるんですよね。でもその前にいっぺんだけ会っていたんですよね。

藤井　そうですね。新宿で、ライターの**ロブ@大月**＊君らと一緒に飲んだ。

名越　新宿二丁目のいちばん老舗の部類に入るゲイバーに藤井さんに連れていかれた。20人くらい客が入ったらいっぱいの店に40人くらい客がいて、すでに

トレスの多い生活環境である場合が多いが、原因については詳しいことはわかっていない。

＊神経症
おもに心理的原因によって生じる心身の機能障害の総称。不安障害とも呼ばれ、鬱病や躁鬱病といった「気分障害」と区別される。また、不安障害と気分障害は併発する場合が多い。

＊グータン
正式名称は「グータン～自分探しバラエティ～」。２００４年４月から０５年３月まで、フジテレビ系列で放送されていた。篠原涼子、優香、松嶋尚美のMCのうちひとりがゲストと出かけ、そのゲストの行動を名越が分析するという構成。番組の名称は、フランス語の、グー(goût)「センス、趣味」と、タン(temps)「時間、過ごし方」からとっている。

寿司詰めなのに、藤井さんが行ったら「ほら見たとおりガラガラだから入って入って」と、すでにいる客を無理やり押し込んで、ぼくら座らされたんです(笑)。

藤井　まさか、あのショーをやっている日に当たると思ってなかった。ちょうど「ミンミンゼミ」っていう名物のショーの最中だったんです。その店で人気ナンバーワンのオッサンがいるんです。角刈りのね。その方が、素っ裸の上に金太郎の格好で、ソファに座る客の顔面に股間を押しつけてミンミンミンと叫ぶというショー。長い時はひとりの客に対して3分くらい。

名越　いや、5分?(笑)。なんせ、ちゃんとネクタイ締めたおじさんが、やられた後、ぐでん、と。意識喪失みたいになってた。

他の人は普通のワインとかを飲んでいるんだけど、藤井さんには特別のワイングラスが出てくるんです。磨き上げたやつ。それで、「今日は名越先生に特別なサービスをしてやって」と店の人に言っていたから、ぼくはもう絶対にやられると本当にドキドキしました。でも、一応遠慮したのか、ぼくはやられなかった(笑)。

知ってます?「**マイケル・ジャクソン***症候群」って。ぼくが命名したんです。マイケル・ジャクソンって天才でしょ。6人くらいきょうだいがいるじゃない

＊ロブ@大月
フリーライター。著書に『リストカットシンドローム』(ワニブックス／2000年)や、名越との対談本『まわりにあわせすぎる人たち』(アイビーシーパブリッシング／2005年)などがある。

＊マイケル・ジャクソン
1958年生まれ。シンガー、ダンサー。1969年、きょうだいとともに結成した「ジャクソン5」のリードボーカルとしてデビュー。デビューシングル『I want you back』が全米1位を獲得。以来全世界のヒットチャートを賑わし、「キング・オブ・ポップ」の名をほしいままにする。2009年6月25日、自宅で心肺停止状態に陥り、カリフォルニア大学ロサンゼルス校付属病院へ救急搬送されるが、死亡が確認。享年50。

ですか。本当の話かどうか知りませんけど、ぼくが聞いた話では、他のメンバーのきょうだいたちは皆、ちょっとでもリズムやピッチが違っていたら、父親からベルトでぶたれます、バシッと。ところが、マイケルはぶたれないんですよ、天才やから。でも「次は自分だ、次は自分だ」って、マイケルはものすごいトラウマを背負い込んでしまった。まさにあのゲイバーの時のぼくは「マイケル症候群」。次は自分だ、次は自分だ、って。

それで、藤井誠二は酷い男や、こんなヤクザみたいな恐ろしい男はいない、二度と付き合いたくないって思ってたんです。そしたら、その人からものすごい丁寧な電話がかかってきて、「あなたのことを記事にしたい」と言われたんです。でも、ぼくはトラウマがあるから、かえって怖くてNOって言えないのね。

藤井　名越先生にそんなトラウマがあることを全然知らなかった（笑）。

名越　だいたいそうやねん。だいたいね、戦勝国は敗れた国のことを……（笑）。

＊＊＊

藤井　２００８年に体調を崩しまして、ずっと原因がわからなかったんです。

2回とも京都駅で、午前中に急に呼吸が苦しくなって、歩けなくなって、めまいがして、冷や汗がドッと出て、「俺は死んでしまう」という恐怖感が足元からせり上がってきて……。それで2、3時間動けなくなっちゃう。1回目は自分ですぐ病院に駆け込んで、2回目は救急車を京都駅に呼んでもらって運ばれたんです。病院では「血圧が高い」と注意されました。当時は今より10キロちょっと太っていましたので、**狭心症***や不整脈があるんじゃないかと指摘されて、心電図をとったけど異常なし。東京に戻ってから循環器科でレントゲンから血液検査までひととおりやっても、とくに異常がない。

でも、過呼吸発作のようなものはたまに起きるし、胸に違和感のようなものがずっとあって消えない。めまいや頭痛、まぶしいというような自律神経失調症的な症状が恒常的に続きました（これは今でもある）。たしか2回目のあとに名越先生に相談したんです。自分でもネットとかいろんな本を読んで調べて、ぴったりする症状は「パニック障害」しかないという自己判断をして、「きっとそうですよね?」と聞いたんですよね。

名越　そうでしたね。「じつはパニック障害の可能性があるかもしれない」と本人に言われた時にはじめて、バンとつながって。なるほど、と。それで、「間違いない」と言ったんでしたね。

＊**狭心症**
心筋に必要な血液が供給されない状態に陥り、胸痛や胸部圧迫感などの狭心症状が現れる。

それ以前から、「調子が悪い」という相談は受けていたんだけど、それまで「パニック障害」はぼくの頭になかった。あなたは確かに太っていたし。当時の藤井さんの食べる量は半端じゃないんですよ。ぼくは平均くらいでそんなに食べるほうじゃないんですけど、ぼくの食べる量の2倍、飲む量は3倍という感じですよね。しかも、脂っこいものばっかり。血圧が高いって聞いていたから、まず絶対に血圧は下げなあかんな、としか思っていなかったんですよ。やっぱり、日ごろ友達付き合いしてるとね、そういうストーリーに乗っかって見てしまうんですよ。冷静に客観的に見ることができない。いっぺんそのストーリーを外して、病人として診るきっかけが必要なんです。今日の話と筋が違うかもしれないけれど、人間っていうのはね、客観的に物事を見るってなかなか難しくて、やっぱりひとつのストーリーに乗っかってその人を見ているんです。

藤井　要するに、症状とかではなく、その前後のぼくの仕事であったりとか、生活であったりとかを考えた。

名越　そう。ストレスのかかり具合とか、もっと言ったら生い立ちや人に対する対応のバカ丁寧なところとかが、「パニック障害」と言われた瞬間に、ぼくの中でカチャカチャと全部つながって。ああ、それは絶対そうやわ、と。

藤井　それでぼくは電車に乗れなくなっちゃった。電車に乗ると心臓がバクバクしはじめる。典型的なパニック障害の症状。飛行機も乗れない。客室乗務員に「降ろしてくれ、着陸してくれ」と何回も言いそうになりましたもん。

じつはその時にすでに、長年悩んでいた不眠症対策で名越先生にお願いして数年前から処方してもらっていた精神安定剤を寝る前にたまに服用していたんですが、それがパニック障害にも効くことを教えてもらって、使いはじめたらパニック発作はだいぶ軽減させることができたんです。

とりあえずデカい発作だけは抑えて行動していくようにする、一種の「**認知行動療法***」を、本当は複数でやることだと思うのですけど、結果的にはひとりでやった。仕事はかなり絞りましたが、食べるためにもやり続けました。今は、救急車で運ばれるような発作もなくなりました。

自分のパニック障害を調べる中で、同世代や同業者も含めて同じようになっている人がものすごくいっぱいいるとわかった。ツイッター上で知り合った作家の**白石一文**《しらいしかずふみ》*さん、『この胸に深々と突き刺さる矢を抜け』や『ぼくのなかの壊れていない部分』をお書きになった彼も、文藝春秋の編集者時代にパニック障害になって、比較的ラクな部署に異動させてもらって、その後退職されたらしいんです。今でもちょっと調子悪いみたいです。彼があるインタビューに答

＊認知行動療法
認知（考え方）のゆがみを修正する精神療法。鬱、パニック障害をはじめとした精神疾患の改善に効果があると実証されている。患者の悩みや問題点、偏った思考や行動パターンを分析し、その根拠と反証を検証することによって歪みを修正していく。障害を克服するための課題が与えられることもある。

＊白石一文
1958年生まれ。作家。2010年『ほかならぬ人へ』（祥伝社／2009年）で直木賞受賞。父は直木賞作家の白石一郎。直木賞初の親子二代での受賞となった。

えています。「がんばりすぎないようにしなきゃいけない。でもがんばりすぎない、というのが自分でもどこまでがんばるのか、がんばらないのか、まったくわからない」と。ぼくもそうだったんです。自分はどこまでがんばっても絶対にタフだと思っていましたし、ここ10年ほど、事件関係の被害者の取材を中心に、人間の理不尽な「死」に直接的に関わるテーマばかりを取材して、そういったテーマだけで10冊以上の本を書きました。それでもぼくが「壊れる」ことなんて考えもしなかったですし、ここまで仕事をやったら自分の心が悲鳴をあげる、とかは全然わからなかった。そのあたりの「加減」はいまだにわからないですが……。

なんとか自分の身体症状の根源に迫ろうと思って、体験者や専門家が書いたパニック障害関係の本を20、30冊読んでそれなりに学びました。専門家の本を読むと、医学的・科学的には脳の不安伝達物質の誤作動で、脳が異常な指令を出して心臓が異常に活動する、とあります。メカニズムははっきりしているんですけど、その根幹にあるものがよくわかっていないんですよね。おそらく、ストレスだろう、ぐらいしかない。そのストレスが正対できるもの、たとえば職場をクビになったりとか、フラれたりとか、そういう自分で思い当たることがある人もおられると思いますが、ぼくはそれがわからない。わからないことをずっと引きずっていて、これが不安な部分ではあるんです。

名越　まさにそこが問題なんです。そういった、自分の問題をちゃんと処理できないのは女性より男性、とくにわれわれ40代以上の男なんです。

藤井　日本で**40代以上の男の自殺***は本当に多いですよね。日本を自殺大国たらしめているのは中高年層の男の自殺です。その数字的な事実をかんがみても、中年の男が問題を抱え込んでしまったままどんどん討ち死にしていくという構図は、ぼくにとってもリアリティを持つようになりました。

名越　ぼくらが普段、いかに自分のストレスに無自覚で、無防備なまま生活して、病んでいると気づかずに病んでいるかということですね。そこにちゃんと気づいて、自分の人生に対しての実感を取り戻そう、充実させていこうっていうのが、まさにこの本のテーマです。

心を病んだ状態も、普段の自分の心と地続きです。だからこそ、普段から自分の心をさわやかに保っておくことが大切なんです。それに、ちまたに溢れているビジネス書や自己啓発書にはほとんど書かれていないことだけど、自分のパフォーマンスを上げてどんどん稼ぎたいとか社会貢献したいと思ったら、まず、自分の心をさわやかに保っておくことが絶対条件。これは、ぼくが26年間精神科医をやってきてつくづく実感していることです。

＊ 40代以上の男の自殺
内閣府「自殺対策白書　平成23年版」における「年齢階級別の自殺の状況」によると、「男性については、昭和30年前後に15歳〜34歳の階級が、60年前後に35歳〜54歳の階級が、平成10年以降に45歳〜64歳の階級がそれぞれ山を形成している」。「女性については、昭和30年前後に15歳〜34歳の階級が山を形成した後は、男性のような大きな変動はみられない」とある。また、同「男女別の自殺の状況」によると「自殺統計によれば、すべての階級において男性の占める割合が高い。特に、20歳代から60歳代までは男性が7割を超えている」とも。

そのために、藤井さんの当事者としての経験と実感と、ぼくの臨床家としての分析と見解を突き合わせながら、ぼくらのしんどさの根っこを探りつつ、毎日気分よく過ごすための方法論を提示していければと思っています。

第1章

心身の「変化」に気づく

からだの声に耳を傾け、
日々、心身を調整していこう。

◎自分への思い込みを手放す

自分のことをいちばん知らないのは、自分?

藤井　名越先生にパニック障害と診断されて最初に思ったのは、自分のイメージとのギャップなんです。まさか、自分がパニック障害に見舞われるとは思ってもみなかったから。何かもうひとりの自分が苦しんでいるような感覚とでも言うんでしょうか……。そのギャップを埋めることがなかなかできなかった。鬱*や神経症的なものは誰にでも起こりうるし、人間は脆いものだという認識はあったんですが、自分がパニック障害じゃないかと疑い出した時、「自分はそんな病気になるはずがない」とまず思ったんです。調べれば調べるほど、病気と自分との乖離というか、ギャップが受け入れられなかった。

デカい発作の時なんか、「これは中年の男によくある狭心症の発作というや

＊**鬱**
気分の落ち込み（抑鬱状態）、不眠、食欲不振、ものごとに対する意欲や興味の喪失、快感の喪失、極端な自責の念に駆られる（自殺念慮などの自己評価の暴落）などの状態が一定期間続くと、いわゆる「鬱病」の可能性が高いとされる。なお、気分的な症状だけでなく、身体的な症状をともなうことも多い。最近では従来の鬱病の定義にあてはまらないケースが増え、「新型鬱」などと呼ばれている。

つか」と思って、ゼエゼエ言いながら京都駅の薬局に「**救心**＊」買いに行ったんです。飲んでみたけど全然効かなかった。高かったのに（笑）。

名越　効かへんやろな（笑）。それで、そのギャップというのはどんな感じなんですか。

藤井　まず、いきなり身体症状が出ることに戸惑ってしまった面があります。そして、パニック障害や鬱って、何かしらの外的要因が引き金になって、ストレスや**トラウマ**＊を抱え込んでしまった人がなるのもだと思っていたので、ぼくがそういう病気になる理由がわからなかった。自分は「生きづらさ」的なことは感じたことがない人間ですし、精神的にはタフだろうと思っていましたから。

実際に取材者としてお会いする方たちは、犯罪被害経験や**アダルトチルドレン**＊的な、壮絶な負の体験をきっかけに、**PTSD**＊などの神経症や鬱を発症して苦しんでおられる人が多かった。ぼくは、そういう人たちを取材する側だったし……。

名越　抑圧されてトラウマに苦しむ人、ストレスを抱えている人を受け入れる側だからね。そういう、自分に対する無意識的な先入観も含めたイメージのことを、「自己イメージ」と呼ぶならば、ぼくたちは普段、自分のことを見ているつもりで自己イメージを見ていることになるんです。自己イメージという

＊求心
東京都杉並区和田に本社を置く救心製薬株式会社が販売している強心剤。８つの生薬が心筋に作用し、心臓の機能を高めて血液循環をよくすることで、動悸や息切れを改善する。

＊トラウマ
心的外傷。恐怖・ショック・異常経験などにより精神に受けた傷のこと。語源は、「傷」を意味するギリシャ語。１９７１年、精神分析学者のジークムント・フロイト（１８５６～１９３９）が、過去に受けた強い心理的な打撃が精神の傷となって、のちに精神的障害をもたらすことを発表した際に「trauma」の言葉が使われたため、広く世間に知られるようになった。

フィルターの上から自分を見ている感じと言ったらいいのかな。２階に上がってひと心地ついたあとは、自分が２階にいるっていう感覚はなくなってるでしょ？　あれと同じで、無意識だから自分ではわからないんです。だから、自己イメージは他人から見た自分のイメージとかけ離れていることもあるし、本来の自分の状態とすごく違っている可能性もある。

　藤井さんの場合、「タフな自分」という自己イメージを通して自分を見ていたから、パニック障害になった自分がなかなか受け入れられなかった。

藤井　自己イメージって、つまりは「自分への思い込み」みたいなものなんですね。自己イメージを変えたくないという心理って、ある程度人生経験を積んできた、とくに40代以上の男性の場合、そういう傾向は強いんじゃないかと思うんです。それなりに人生を生きてきて仕事したりしていると、神経症なり鬱なり、いわゆる心の問題や病って受け入れづらいものがありますよ。「自分はそんなに弱いはずはないから」って、病院に行かなかったり。

名越　そういう人は非常に多いですね。ぼくの印象では、いいタイミングで病院に来られる人なんて、五分の一ぐらいなんじゃないかと思います。

藤井　やっぱり、自己イメージが邪魔をしちゃうんですかね。

名越　うん。人間って、自己イメージを変えたくないと思うものだからね。

＊アダルトチルドレン
１９７０年代に、アメリカの社会福祉援助などの現場から発生した概念。当初は「アルコール依存症の親のもとで育ち、すでに成人した人々（Adult Children of Alcoholics）」と定義されていたが、近年では一般的に、両親から正当な愛情を受けられず、身体的・精神的・社会的虐待、もしくは過保護・過干渉な環境で育ったため潜在的に植えつけられた子ども時代からの心的ダメージに悩む人々ととらえられている。なお、学術的な診断名ではない。

＊ＰＴＳＤ
心的外傷後ストレス障害（Post Traumatic Stress Disorder）。生命が脅かされたり、人としての尊厳が損なわれるような衝撃的な出来事が原因（心的外傷＝トラウマ）となって引き起こされる神経症の一種。心身にさまざまな支障が現れる。

自己イメージとからだの声をすり合わせる

藤井　世の中には、「このテクニックを身につけたらもっとすごい人間になれる」「このノウハウを身につけたら、もっと完璧な自分になれる」みたいな、自己イメージを上書きして補強するような自己啓発的なメッセージがたくさんありますよね。

名越　あるある。ぼくから見たら藤井さんだって、甲冑着てバズーカ砲も持ってるのに、さらに「盾が足りない兜も足りない」って言ってるように見えますよ。どんだけ武装したら気が済むねん、と(笑)。そういうことよりも、今よりもうちょっとニュートラルに自分をとらえられるようになったほうが、ラクになると思いますけどね。

藤井　甲冑にバズーカ砲って、なんか、ガンダムの**ザク**[*]みたい……。そんなに武装しているつもりはないんですけど……。もっと、もっと自分は仕事ができるはずだというような思い込みはあるかもしれない。そういう自己イメージを一度疑ってみたほうがいいということですか。

名越　自己イメージは無意識だからこそ修正するのは難しいんですけど、まず、

＊ザク
『機動戦士ガンダム』など、アニメ「ガンダムシリーズ」(日本サンライズ＝現・サンライズ制作)に登場する敵国「ジオン公国」が生産した有人ロボット兵器。劇中では「モビルスーツ」と呼ばれる。量産型のザクは緑色だが、敵のシャア・アズナブルが搭乗するザクは赤いカラーリングになっている。

自分が通常だと思っている自分は、より客観的に見た自分とは違うかもしれないということを知ることからスタートしようって感じですかね。

藤井　さきほどは、「パニック障害になった自分と自分のイメージとのギャップ」ということを言いましたが、当時の状態をもう少し言い換えると、自分がどこにいるのかわからなくなる感じとでも言ったらいいんでしょうか。自分の状態を語る時の主語がわからなくなるというか、自分のことを表現するのに「ぼくは」と言うのに、どこか違和感がある感じでした。

名越　苦しんでいる自分という現実と、藤井さんの自己イメージとに強烈なギャップが生じたということですね。

自己イメージっていわゆる「固定観念」だから、そこから逸脱する事態が起こると違和感が生じるんですよ。たとえば、「俺はいつもオムライス＋やきとり4本食べられるはずなのに、今日はやきとり2本でおなかがいっぱいになってしまった。おかしいぞ!?」って感じたとしますよ。この「おかしいぞ」っていうのは、自分のことを「俺はオムライス＋やきとり4本の人間だ」っていう固定観念で見ているから「おかしい」と感じるわけ。でも、現実に何もおかしいことはなくって、ただ、今日のあなたの胃は「やきとり2本の胃」なんですよということです。

人間のからだは、自分が思っているよりももっと正確に自分のことを把握しているものなんです。だから、「自己イメージ＝固定観念」にとらわれずに、もっとからだの声を素直に受け入れて、「今日の俺はやきとり2本の俺」っていうことに気づいて、「いつもの2割引でやめとこう」みたいに、毎日微調整する自分っていうものをつくっていってほしいと思うんです。

でないと、50歳になっても40歳の頃と同じように仕事をしていて、「もう、もたへんっ」となった時、全崩壊するような不安を感じることになるわけですよ。でも、日々のゆらぎを調整をしておいたら、そこまで大きなショックは受けない。

自己イメージが崩れた時の男の脆さ

藤井　発作の時の恐怖感は、本当に表現しがたいものがありました。簡単に言うと、「このまま呼吸が止まるかもしれない」ということなんですけど、絶望と孤独が入り交じったような「自分だけにしかわからない」という種類のものというか、いや、自分でも言葉にできない。自分の苦しさをどう表現していいかわからないんです。

それで思ったのは、今までバリバリやってきた40、50代の男が折れる時って、きっと、「自分だけにしかわからない」恐怖感なり孤独感なりに負けた時なんじゃないかということなんです。

名越　あー、それは少しわかります。戦車と正面切って喧嘩して負けてもしょうがないと思うけど、人から見たら「そんなことで?」みたいな些細なことでうろたえてしまった時に、ポキッといくような。

藤井　そうなんです。ぼく、しばらくの間、「そんなことで?」っていうことで動悸が激しくなってましたから。ラーメン屋の「いらっしゃいませ」で過呼吸スイッチ入ってたぐらいですからね(笑)。予測不能で、どこから撃ってくるかわからないから、対応できない。さらに、心の状態と脳の神経が連動してない、つまり自分をコントロールできないということ。それはパニック障害だけでなく、鬱も含めた心の病のひとつのメカニズムなんじゃないかと思うんです。

名越　まだ戦ってもいないのに負けたという感じね。

藤井　そう、だからぼくは、ある時期から戦うのをやめたんですよ。戦うとどんどん敗北感がつのるから(笑)。正面対決すると人間はほぼ負けるような気がしてきたんです。

名越　ある意味、明け渡すしかないね。

藤井　さらにまた、自分で混乱してしまうのが、仲のいい人に会う時に動悸が激しくなってしまい、過呼吸になってしまう場合です。「俺、もしかしたら、心の底ではこの人のこと嫌いだったのか？」とか考え込んでしまったりして、からだの反応のほうが正しいのかも、と変に自信がなくなったりするんです。

名越　分析しちゃうんですね。でも、それは人間力が増したっていうことですよ。一般的な意味で、「女性的な柔らかさ」を身につけたというかね。

藤井　人間力ですか（笑）。でもパニックの恐怖を経験したことによって、心身の変化に謙虚になれたのが、病前と病後でいちばん変わったことなのかなと思います。

その変化の過程でのいちばん大きな経験は、自分で自分のことを表現できないもどかしさを超えたような、失語状態のようなものでした。どうして自分がこんな不条理に見舞われなければならないのか、科学的な理由が欲しくなって本を読みあさるし、どうすればいいのか処方箋が欲しくなるし、闘い方を探してしまう。でも、本質的な答えはないことがだんだんとわかってくるんです。

あるとしたら、それまでの自分の人生すべて、人格のありかたすべてでしょう。でも、それのどこに何があるのかわからないし、どう表現していいかわからない、苦しさの根っこが見えない、日常的なしんどさの正体がわからなくてイライラするから、失語的になってしまったんです。誰かのせいにできれば、また違うのだろうけど。

名越　人間って、とくに男は何かひとつの自己イメージ＝固定観念でくくられてるもんなんです。それが崩れた時に、もうダメだ！ってなるんですよ。

俺は毎日タバコは10本、酒なら4合、ビールなら生中5杯いける人間だ、とか。もう、ずっとある固定観念の中に自分を押し込めてきてるところあるでしょう。だからそれがちょっとでも崩れると、全部ダメになるような気がする。ダムが決壊するみたいに。

藤井さんの場合、パニックのような強烈な身体症状に突然襲われて、その固定観念が急激に覆されてしまったんだよね。そこで非常なショックを受けたから、自分自身の状態を表現できないというようなことが起こってきた。

だからこそ、自分のからだの声に耳を傾けて、毎日微調整することが大切になってくるんですよね。

◎毎日、自分の心をモニタリングする

どんな病も、ライフスタイルを修正しないと治らない

名越　からだの声に素直に耳を傾けるということって、本当に大事だと思います。心身の健康を維持する方法論って、無限に近いくらいあるんです。でもその前に、「あ、マズいぞ」って感じる、その感覚一点が必要なんですよ。

ぼくが「40代になったら生活習慣に気をつけてくださいね、お風呂にもういっぺん入り直して、からだの芯まで温める習慣をつけるだけでも違いますよ」って言って、「そうか、俺もそんな歳だからやってみよう」って言った人、100人はいますよ。でも、実際に実践している人は、ひとりいるかいないかでしょう。それはやっぱり危機感がないからなんですよ。

藤井　本当にそうだと思います。ぼくも身体症状が出なければ、仕事のやり方やそれまでの生活を見直そうと思わなかった。自己イメージ、とくに自分の心はちょっとやそっとでは折れない「自分はタフだ」という思い込みには注意し

たいですね。

名越　そういう意味で言えば、ぼくも、父がまだ生きていたら気づけてなかったかもしれない。ぼくも藤井さんも若い頃に父親を病気で亡くしているんですけど、今思えば、そこに無意識に自分を重ねていたことが、気づきに貢献してくれたのかもしれないですよね。

藤井　ああ、そういうのはあるかもしれない。ぼくも、父親が亡くなった歳を非常に意識していましたからね。

名越　いずれにしても、26年間精神科医をやってきて感じるのは、どんな病気もライフスタイルを修正しないと根本的には治らないということ。従来の自分のライフスタイルに何かをプラスする、あるいはマイナスする作業ですね。それはたった5％以内でいいと日頃から言っているんですけど、なかなか進んで実践しようとする人はいない。

たとえばいちばん簡単なことで言うと、朝10分早く起きてストレッチをするとか、お風呂の時間を10分長くしてもう一度温まるとか。それだけでも変わります。24時間のうち1％にも満たない時間ですよ。

藤井　簡単そうに見えるそれだけのことでも、意識的に習慣にするのは、じつはよほどの動機づけが必要でしょうね。

名越　1回イタい目を見て生活習慣を変えられる人って、いい意味での「**自己愛**＊」がある人だと思うんですよ。「俺、まだ伸びしろがあるかも」と思える人。自分の未知の可能性に対して期待できてる人って、そこで自分を大切にできるんですよ。

藤井「自己愛」というと、万能感とか自己中心的とか、自意識過剰とか、ネガティブな文脈で使われるイメージだと誤解されるけど、ここでは、もっと人間の根幹をなす自己肯定感という意味ですよね。つまりライフスタイルを変えないということは、自己肯定感のなさにつながるわけですか。

そういう意味で言うとぼくもまだまだ自己愛というか自己肯定感、自分の伸びしろを思う気持ちが足りないのかなあ。主治医に正直に告白しますが、それほど大きく生活スタイル自体は軌道修正できていません（笑）。

名越　あかんで〜。1回長患いをしても、懲りないでまた元の生活習慣に戻っていく人って、どこかしらで自分をないがしろにしているんです。まずは1回イタい目を見た時に「マズい」と気づくこと。そこが目標ですね。

藤井　はい。ぼくの場合、デカい過呼吸発作は消失していますが、めまいが続くとか、手足が冷えるとか、眩しくて目が重いとか、だるさとか日常的な体調の悪さがデフォルトになっちゃって、それに付き合っていくのに慣れてしまっ

＊**自己愛**
辞書の定義ではナルシシズムと同義。自分の容姿に陶酔し、自分自身を性愛の対象としようとする傾向。うぬぼれ、自己陶酔。ナルシシズムの語源は、水面に写る自分の姿に恋してしまう、ギリシャ神話の美少年・ナルキッソス。この、一般的な自己愛の定義に対し、心理学で自己愛が指す範囲にはグラデーションがあり、自分への肯定感情や自尊感情、適性な自己評価といった範囲も含まれる。精神分析学者のハインツ・コフート（1913〜1981）は、伝統的な精神分析では否定されてきた「自己愛」や「依存心」はもっと認め合うべきだと主張した。

ている自分もいます。なんかそれは思考停止にも似ていて、まだ懲りてないのかなあと思うこともあります。いかんですね。

ルーチンワークを持つ

藤井　ぼくの経験から言っても、からだの変調を「心身からのサイン」として受け取れるかどうかが、その後の明暗を分ける気がするんです。変な話、ぼくだってもしパニックにならずにそれまでの生活を続けていたら、この先にもっとヤバい病気にかかっているかもしれない。

名越　本当にそう思いますよ。変な言い方かもしれませんが、何ごともなく、30代の生活習慣のまま行ってしまうことが、ある意味いちばんキケンだと思う。ある種病気にもなれずに、ものすごい顔色悪いとか、始終プリプリ機嫌が良くないとか、そういう人は本当に多いですから。理想的には病気なんかする前に、普段からストレスのかかり具合や生活習慣のゆがみに気をつけられればいいんだけど、それは本当に難しい。

藤井　そうですよね。ぼくも、パニック発作の恐怖を経験することがなければ、そういう意識にはならなかったと思います。はじめてパニック発作に襲われた時、ここで俺は死んでしまうって、生まれてはじめて心底から恐怖を覚えた。実際にパニック発作で死ぬことはないんですけど、それまでは、そんな恐怖を感じたことなんて一度もなかった。

過去に**盲腸炎***で手術を受けた時に**腹膜炎***を併発してて、痛くて自分で救急病院にタクシーで駆け込んだんですが、それまでまったく何も気がつかなかった。医者からは「こんなデカい盲腸に気づかないわけがない。あとちょっと遅れてたら死んでたよ」と言われたんですけど。

名越　タフを通り越して鈍いねん（笑）。

藤井　自分の限界値を越えてしまう前に、心身のＳＯＳのサインに気づくのが理想だとは思うんですが、そのために普段から取り組める方法はあるんでしょうか。

名越　心身のサインに気づくために大切なことは、「自己モニタリング」でしょうね。限界を知る、あるいは予知する能力というか。絶えず心の中で自分をニュートラルに、あんまりしんどくない状態に保っておく。あるいは沈み込まないようにしておくこと。

そのためには、たとえば、日常に意識的に「ルーチンワーク」を持つことなんかも有効だと思います。毎日同じタイミングでコーヒーを飲むとか、同じ銘

＊**盲腸炎**
医学的診断名は虫垂炎（ちゅうすいえん）と言う。右下腹部にある盲腸から出ている細長い器官「虫垂」に炎症が起きている状態。

＊**腹膜炎**
腹部の内臓の表面や腹壁の内面を覆っている「腹膜」に炎症が起きている状態。急性腹膜炎は、胃・腸・虫垂・胆嚢（たんのう）・膵臓（すいぞう）などに炎症が起こったり穴が空くことによって、感染して発症する場合が多い。症状が重くなると死に至る場合もある。

柄のビールを飲むとか、あるいは寝覚めの一服でもいいのかもしれません。すると、からだの調子が変わった時には、その味がいつもと違って感じたりするでしょう。

ぼくの場合、毎週月曜に「PON!」*の生放送に行くんですけど、朝バスに乗った時にずっと立っていられるか、「座りたい!」って思うかをひとつの基準にしていますね。立っているのがしんどかったら「あかん、そろそろマズいな」と思って、睡眠時間を調整したりしています。あと、**瞑想***は習慣にしています。

藤井 なるほど、自分の変化を「モニタリングする」という意味での「ルーチンワーク」ですね。ぼくはフリーランスだから、そういう習慣はまったくといっていいほどないんです。

名越 だから倒れるまで気づかないんですよ(笑)。

藤井 でも、そういう人は多いと思いますよ。ちょっと昨日飲みすぎたなーぐらいでやり過ごしてしまう。

名越 会社勤めの人だったら、毎日会社に行くことがすでにルーチンだから、電車の中で文庫本を読みたくなるとか、新聞の記事に興味を持てるのかというような、何かひとつのルーチンワークに注意を向けて、それに興味や意欲が湧

＊PON!
平日10時25分〜11時25分に日本テレビと一部系列局で放送されている情報・バラエティ番組(2010年3月スタート)。名越は月曜のパネリストとしてレギュラー出演。

＊瞑想
心を鎮めて意識を集中させること。メディテーション。集中力の向上や気分改善から、深い自己洞察や対象認知、悟りや解脱といった、心のさまざまなステージに到達するための手段として、仏教、キリスト教、イスラム教を問わず古来用いられてきた。神道では禊(みそぎ)などの行法が瞑想に相当する。

くかどうかを日々の指標にするのはいい。自分の身体や心がどれくらい疲れているのかを見る格好のバロメーターになります。ただ、その状態から心身をリセットしていったんわれに返るには、やっぱり人それぞれ工夫が必要ですね。

藤井 めんどうなことは嫌ですよね。なるべく楽しいことがいいな……。

名越 習い事なんてどう?

藤井 う〜ん、いちばん苦手な領域ですね（笑）。過去に続いたことがなくて。パニックでツラかった時、陶芸やってみたらとかいろいろアドバイスをいただいたのですが、腰が重くて……。

心の「ゼロ地点」をつくる

名越 もう、本当に何もできない状態になっても、朝起きたらとりあえず30分歩くとか、とにかく無心になれる「ゼロ地点」を持っている人は強いですよ。ぼくの知り合いの女性編集者は、「もう本当にアカン!」ってなった時には、冷蔵庫の中にあるものを全部思い浮かべて、とにかく料理をつくるんだそうです。食べてくれる人がいなくても。それが彼女のゼロ地点なんです。そういうものを持っていることって大事なんですよ。

藤井　それは一見、現実逃避のように見えるけど、そうではないんですね。

名越　そう、現実から逃げることなんてできないですから。「ゼロ地点」を持つことの意味は、そこに立ち戻ることによって問題への俯瞰性を獲得できることなんです。

人間は、論理に詰まるとどんどん点で考え出すんですよ。視野狭窄に陥るというか。AならAという現実しか見えなくなる。ちなみに鬱っていうのは、視野狭窄がどんどん加速して固定観念で雪だるまみたいになってしまった状態とも言えますね。

でも、そこから別の現実に移動することによって、非常に俯瞰性、判断力がつくんです。Aという現実に問題があった時、Bという現実に自分を移すことによって、AとBを結んでいる地平が見える。すると、その過程でAにいた時には見えなかったCやDやEやFというアプローチが見えてくる。これは空間と一緒です。だから、物理的に移動するということも、俯瞰性を獲得するうえですごく効果があります。東京で起こった問題を大阪で考えてみた時、やっぱりちょっと冷静になれるんです。

藤井さんも、東京から沖縄の仕事場に移動した時に、別の地平が見えるんじゃないですか？

藤井　沖縄で「半移住」生活をはじめてもう数年になりますが、文化はもちろん人間関係のつくり方、自然との距離感が東京とは違う土地なので、必然的にそれらに自分を合わせることになります。違和感を覚えることも多いのですが、自分は「旅人」でいられるところが落ち着くんだなという感覚がわかってきました。

名越　物理的に場所を変えようと思った時には、できれば性質の異なる場所に移動したほうがいい。もっと言うと、空間の意味性に濃淡がある場所。家並みやオフィス街って、空間の意味性が均質じゃないですか。そういう所よりも、中心があって辺縁があるような場所、たとえば神社とかお寺なんかがわかりやすいと思います。参道と本殿では、空間の意味性に明確な違いがありますよね。淡の空間から濃の空間に移る時、気分は切り替わるんです。

ぼくは古い造りのカフェが好きなんですけど、それは、座る場所によってちょっとずつ感覚が変わるからなんです。そういうのって結構大事なんですよ。

ゴキゲンな自分をデフォルトに設定する

藤井　名越先生の著書**『心がフッと軽くなる「瞬間の心理学」』***の中では、1

＊**『心がフッと軽くなる「瞬間の心理学」』**　角川マガジンズの角川SSC新書シリーズから2010年5月に発売された、名越の著書。ネガティブ思考を瞬間瞬間で切り替えていくための方法をまとめた一冊。

カ月間、取り組むべきことに意欲が湧かなかったらキケンのサインというふうに言っておられるけれど、そういった「期間」もひとつの指標なんですね。

名越 まず、一般的に鬱の診断基準のひとつに、全然意欲がない状態が2週間続いたらあぶないですよっていう考え方があると思うんです。人間ってふつう、嫌なことがあったとしても3日もすればちょっとは気分が持ち直してくるものです。だから、毎日寝付きが悪いとか、ネガティブな自分から抜け出せないとか、それが2週間も続いたら十分黄信号だと思っていい。

それを踏まえてなぜぼくが1カ月が限界と言ったかというと、その、どよ〜んとした状態が1カ月も続いちゃうと、それがもう普段の自分と思って、「そのままいっちゃえばいいか」って心身が思いはじめちゃうんです。ちょっと意地になって。それが2カ月にもなったら、もうその自己イメージが通常になっちゃって、治療が手遅れになる場合もありえる。

藤井 その「どよ〜んとした自分」っていうのは**『心がスーッと晴れ渡る「感覚の心理学」』**[*]でおっしゃっている〝自己β〟っていうやつですか?

名越 そうそう! ぼくはさわやかで充実している時の自分を〝自己α〟、それ以外のどよ〜んとしている時の自分を〝自己β〟と名付けたんです。本来の自分がαで、βは不安や自己否定に駆られている自分、あるいは自己嫌悪にと

＊『心がスーッと晴れ渡る「感覚の心理学」』 角川マガジンズの角川SSC新書シリーズから2012年11月に発売された、名越の著書。『心がフッと軽くなる「瞬間の心理学」』の続編という位置づけで、からだの中から湧き起こる「内発感覚」をたよりに心の軽さをキープする方法についてまとめた一冊。

らわれている自分です。

藤井 さわやかな自分なんて、一日のうちでもあるかないかだと思うんですけど、それが本来の自分ということになるんですか？

名越 βの時間が多いからといって、それが本来の自分だということにはなりませんよ。だって、あのイチローだって3割しか打ってないでしょう？　残り7割は三振してるかアウトになってる。でも、われわれからすれば打ってるのがイチロー本来の姿だよね。そこにはなんの矛盾もないでしょう。

藤井 確かに。αが自分の本来の姿だというふうに認識を変えればいいわけですね。

名越 ん〜。だんだんと、明るいほうが本来の自分だってわかり出すっていうかね。それもある種の気づきで、それがどこで起こるかが「妙」なんですけど。でもそこに行くにはやっぱり、毎日意識することが大切ですね。本来の自分をαだと思っていたら、「あ、俺今βやわ、嫌や、早くαに戻りたい〜」って意識することができますよね。それで午後3時にαに戻れたとしたら「よっしゃ、αキター！」となる。それでいいんです。ところが、本来の自分がβだと思っていたら、午後3時の勝利はないわけでしょう？　一日中ずっと低空飛行で、ものすごいたくさんのストレスを感じて、結果的にいろんな病気にもなりやすくなってしまう。

だから、自己イメージをどっちにするかって結構大事なんです。本来の自分がわかっていれば、そこに向けて上がっていけますから。認識を変えた時に現実がそっちに引っ張られるっていうのは、やっぱり事実なんですよ。

藤井 さわやかな時の自分なんて意識したこともありませんでしたよ。だからαもβもわからない（笑）。でも確かに本来の自分という基準があったほうが、自己モニタリングもしやすくなるし、目的も明確になるので、続けやすい気がします。

名越 そういうことです。

「悪夢」も心身のひとつのシグナル

藤井 心身の変化に耳を傾けるという意味では、「夢」に注意するのはどうでしょう。ぼくの場合、同じような悪夢を続けて見る時、だいたいその前後には動悸や軽い過呼吸発作があったりしたんです。

名越 ぼくの臨床家としての経験上、悪夢を見続けるということは、身体的な緊張が出てきている時だと思います。身体的な信号から連想して悪夢をつくる

＊**フロイト**
ジークムント・フロイト（1856〜1939）は、オーストリアの精神科医、精神分析学者で、精神分析学のパイオニア。神経症研究、心的外傷後ストレス障害（PTSD）研究、無意識研究などの数々の研究は、のちの精神医学や臨床心理学に多大な影響を与えた。

ことがありうるんじゃないかと。

藤井　何度も見る悪夢があると、何かの「象徴」なのかと思ってしまうんですよ。とくにそれが「家が血だらけになっていた」とか荒唐無稽かつ生々しいものだったりするとなおさら。

名越　夢の解釈については、心理学の流派でも解釈が分かれるんです。たとえば**フロイト***派は、夢は性的な衝動の表れだと読む傾向があるし、**ユング***派にはユング派の、ぼくの学んだ**アドラー***派にはアドラー派の解釈の仕方があります。だから一概に、「夢の内容がこれこれを象徴している」とは言えないんですよ。

ただ、夢が何もない所から湧いたファンタジーかといえば、そんなことはない。やはり、自分の人格の延長線上であると思います。だから、悪夢が続く時は、自分の中にネガティブな思考が高まっているととらえてチェックしてみてもいいと思います。

夢を映画にたとえるならば、自分は監督です。登場人物も自分が選び、演出も自分。極端な話「母親を殺す夢」を見たら、自分は母親を殺したいのかということになっちゃうかもしれないけれど、まったく違う自分が出てくるということは少ないんじゃないかと思う。

だから、生々しい夢を見た時に、「そういうことも起こりうる」とか「人生

＊ユング
カール・グスタフ・ユング（1875〜1961）は、スイスの精神科医、分析心理学者。分析心理学（ユング心理学）の創始者。無意識には、個人を超えた「集合的無意識」があると提唱した。フロイトと交流があったがのちに袂を分かった。

＊アドラー
アルフレッド・アドラー（1870〜1937）は、オーストリアの精神科医、心理学者。フロイト、ユングとならび、パーソナリティ理論や心理療法を確立し、のちの精神医学、臨床心理学に影響を与えたひとり。フロイトの共同研究者であったが、フロイトと決別後、個人心理学（アドラー心理学）を創始した。

の裏にも未知なる空間がある」みたいな感覚を養っておくと、現実の不条理に直面した時に生きてくるのかもしれないですよ。

藤井　ぼくは一時、**夢分析**[*]で自分の精神状態を少しは理解できるんじゃないかと思って、「抑圧された無意識がかたちを変えてゆがんだ姿で夢に出てくる」というフロイト理論で考えてみようと、枕元にメモとペンを置いて、忘れないように書きつけるようにしていたほどです。でも、夢のディティールにこだわる必要はないわけですか。

名越　はい。夢を細かく思い出したり分析したりしていると、自分の行動規範とか価値観に、少なからず影響が出てきてしまうこともありますから。

たとえば「ある女の子を口説いている夢」を見たとして、「自分はその子のことを単純に口説きたがっているんだ」と思い込んでしまうようなね。忘れていることをわざわざ思い出すわけだから、それなりに影響もあるということです。

藤井　からだが緊張しているとか、その程度のサインとして付き合えばいいということですね。

名越　そうそう。ま、天才的な人を除いて、夢日記はどちらかというと趣味の世界と言ったほうがいいかもしれない（笑）。でも、それだって毎日続ければ

＊夢分析
無意識の働きを把握するための方法。フロイトは、夢には抑圧された願望を満たすために自我によって検閲された願望がかたちを変えて現れると考えた。一方でユングは、夢は「集合的無意識」つまり超個人的な意識からのメッセージであると考えた。

ひとつのルーチンになりますからね。それに、趣味はかならず実益につながりますから、悪いことではない。

それよりもあなた、起きたらまず30分歩いてみるとか、もっとシンプルなルーチンを生活に取り入れてみなさいって（笑）。まず、そういう「ゼロ地点」を毎日につくるんですよ。それがない人が多いんですよ、男には。

◎体力の衰えを受け入れる

気持ちと体力のギャップに自覚的になる

名越　45歳を超えたあたりから、体力的な衰えをハッキリと感じますよね。ところがそれに反して精神はまだ思春期で。ようやく27、28歳ぐらいになったような気持ちでいる。

45歳ぐらいになると、知性が働き出すから、やっとまわりの状況が見え出すんですよ、いい面も悪い面も。ぼくもその頃から「社会とはこういうものだ、自分に求められているのはこういう役割だ」っていうのがだんだん見えてくるようになりました。だから、自分も動きやすくなるし、人も使いやすくなる。でも、かえってたくさん課題も見えてきたりして、焦りも生じる。

いずれにせよ、フル稼働しなければならない時期なのに、体力的にガクンと落ちるのが40代半ばなんです。そうすると、心とからだの乖離が止められなくなる。

藤井　精神科医の**斎藤**《さいとう》**環**《たまき》さん＊も、「いちばん心とからだが乖離する時期」だとおっしゃってますね。よく考えたらそれはたいへんな乖離です。頭の中では若い頃と変わらないつもりなのに、からだの問題や、そこから派生した心の問題が出てきて、ズレが出てしまう。それが心とからだの乖離ですよね。そういえば、ぼくがパニック発作を最初に経験したのも45歳でした。

名越　ぼくも、それぐらいからものすごく風邪を引きやすくなりました。去年なんか、100日ぐらい風邪引いてましたから。で、「これはアカン」と思って、漢方薬処方してもらってからだを動かし出したの。自分のからだのサインに気づこうとしたんです。要するに、ムリをするのをやめた。そうしたら、今年の冬は打って変わって過ごしやすいんですよ。

藤井　あの頃名越先生、よく風邪引いてましたよね。医者の不養生かと思ってました（笑）。どうしても、体力的に過信しちゃうんですね。実際に38度ぐらい熱があっても仕事しちゃうし、できちゃう。それに栄養ドリンク飲んで風邪薬飲んでも頑張ったほうがいいと思ってしまうんです。止まったらダメだみたいな、自己脅迫観念みたいなもののほうが勝っちゃう。

名越　わかるわかる。あれはマズいよ〜。

藤井　風邪みたいなからだのシグナルなんて、気合入れて無視したほうがいい

＊**斎藤環**
1961年生まれ。精神科医。専門は、思春期・青春期の精神病理学。オタク研究家としても発言、活動を行っている。『ひきこもり文化論』（紀伊國屋書店／2003）、『生き延びるためのラカン』（バジリコ／2006）、『世界が土曜の夜の夢なら――ヤンキーと精神分析』（角川書店／2012）など著書多数。

という根性主義もありますからね。

45歳以降は脳のシステムが変わる？

藤井　やはり40代や50代は、自分の能力に限界を感じ出す時期でもありますよね。ぼくがすごく救われた、**吉田豪**＊さんの**『サブカル・スーパースター鬱伝』**＊というインタビュー集があるんですが、そこで歌人の**枡《ます》野《の》浩一《こういち》**＊さんもこうおっしゃっています。自分は「若い世代の歌人にとって『乗り越えられていく存在』なんですよ。ハッキリ言うと終わった歌人というか。たぶん自分の表現はどんなに頑張っても、かつて自分がした以上のことにならない」と。やはり、今までとは違った仕事の仕方を模索していかなければならない気がします。

名越　そうなんですよ。体力と記憶力や計算力といった基礎的な能力が落ちてきているからこそ、その代わりになる能力をひとつ見つけておかないと、その先伸びるには厳しい。

　それには、ぼくの恩師のひとりの**頼《より》藤《ふじ》和《かず》寛《ひろ》**＊先生が、「45歳を過ぎたらそれまでの短絡的な論理思考とは違う別の能力」が出てくるとおっしゃっていたんだけど、それがひとつのヒントになるかもしれない。

＊吉田豪
1970年生まれ。プロインタビュアー、書評家。タレント本収集家としても有名。徹底的に資料を読み込んでインタビューに臨むというスタンスで知られる。

＊『サブカル・スーパースター鬱伝』
吉田豪著。徳間書店より2012年刊行。サブカルチャー誌「クイック・ジャパン」（太田出版）の連載「不惑のサブカルロード」をまとめたインタビュー集。「サブカルは40歳を超えると鬱になる」を切り口に、サブカル界の有名人11人のインタビューを収録。

＊枡野浩一
1968年生まれ。歌人。口語を用いたわかりやすい短歌が評判となり、若者を中心に支持を得る。エッセイや小説などのフィールドでも活躍。2013年より、お笑いコンビ「ゾロメガネン」を結成。主な著書に短

残念ながら、先生は50代の前半で亡くなられてしまわれたんですけど、めちゃくちゃ頭の回転の早い方で、大阪大学でも〝20年に1人〟といわれるくらいの秀才だったんです。精神科医になられてからも、臨床をバリバリこなしつつも単行本に産經新聞の連載にと、執筆活動も精力的にこなしておられた。その先生をして「45歳になったら、明らかに記憶力が減退した」と。記憶力や計算能力もガタガタに落ちる。でも、その代わりに、新しく「総合的に物事を構築する能力」が出てきますよ、とおっしゃられたんです。

藤井 自分の限界というか、ひとつのハードルのようなものに気づくと、まずは落ち込みますよね。世の中には、「自分には無限の可能性があるんだ」というようなポジティブシンキングのメッセージやノウハウが溢れていて、多くの人はそちらに動機づけられると思うけど、45歳で自分の劣化に自覚的になるということは悪いことじゃなくて、むしろ違うベクトルへのステップアップなんじゃないかと考えるとラクになりますね。

名越 うん。実際、ぼくもその感覚が少しわかるようになったんです。たとえば藤井さんがぼくに難しい質問してくるとするでしょ。46、47歳ぐらいの時のぼくだったら「ああでもない、こうでもない」と、1本のロープをたぐるように思索しながら質問のキモを探っていたんですけど、今は3回に1回ぐらい、

歌小説『ショートソング』(集英社)、小説『結婚失格』(講談社)、ツイッター発の詩集『くじけな』(文藝春秋)などがある。

＊**頼藤和寛**
1947年生まれ。精神科医。産經新聞経済面で連載していたユーモラスなタッチの人生相談で人気を博す。2001年、ガンにより逝去。享年53。『人みな骨になるならば―虚無から始める人生論』(時事通信社)、産經新聞の連載をまとめた『定本頼藤和寛の人生応援団』『頼藤和寛の人生応援団―最後のあいさつ』(ともに産経新聞ニュースサービス)、『わたし、ガンです ある精神科医の耐病記』(文藝春秋)など著書多数。

それがパッと見えるようになったんです。いうなれば、電線を伝ってくる過程で、どこかポンと「飛躍していける脳」になったということなんだと思います。それは、本当に論理が「飛躍」しているんじゃなくて、どこか「圧縮」されている感じに近い。

藤井　もしかしたら、**赤《あか》瀬《せ》川《がわ》原《げん》平《ぺい》**さん*の**『老人力』***や、**『鈍感力』***に通じるものがあるのかも。

名越　ある程度ね。まだ30代だった当時は、「名越君もいずれわかるよ」って言われても、「ホンマやろか。俺、今でも記憶力鈍いんですけど」って感じやったけど(笑)。

「論理的思考」をやめてみる時間をつくる

名越　ぼくが思うに、そのポイントは、ぼくらが普段からやっている「論理思考」を休止させることなんじゃないかな。論理構成をしていると、そこから思考がポンッて飛べなくなるんです。それこそ、この本を読んでくださるような人は、普段から思考労働をして論理思考をずーっと積み上げてきているわけでしょ。

＊赤瀬川原平
1937年生まれ。芸術家、作家。「路上観察学会」や「ライカ同盟」「縄文建築団」など、多くのユニットを結成し、活動している。千円札を印刷して芸術作品としたことから、1967年に懲役3月、執行猶予1年、原銅版没収の判決を受ける。この事件は通称「千円札裁判」として有名。

＊『老人力』
赤瀬川原平著。筑摩書房より1998年に刊行。老化やボケを「老人力」ととらえなおす新しい視点を提唱し、大ベストセラーとなる。同年の流行語大賞にもなった。

＊『鈍感力』
ミリオンセラーを記録した渡辺淳一の著者。集英社より2007年に刊行。賢さや鋭さがもてはやされる世の中で、「鈍さ」こそが複雑化した世の中を生き抜くために必要な才能であることを主張した。

藤井　「論理思考を休止させる感覚」を具体的に言うとどんな感じなんでしょう？　何か特別な訓練が必要とか、理詰めで考えないように、それまでとは違う脳の使い方をする活動をあえてやってみるということですか。

名越　そう。野球選手がオフシーズンに水泳するみたいな。ほかにも、絵を描いてもいいし、お茶でもお花でもいいと思うんですよ。たとえば、山歩きの感覚なんかがそうだと思います。山を歩きながら一歩一歩踏み出す時には、「今、右膝に負担がかかったから、その分左足に体重を移動させてみよう」と、絶えず試行錯誤していますよね。からだの感覚の通りをよくして、少しでも膝や腰に負担をかけない方法を一歩一歩ランダムに試行錯誤している。これは論理思考と違うでしょう。なおかつからだは、左足を出した後はかならず右足を出すという作業をずっと繰り返している。

そういった、「繰り返しつつ微調整をしていく」ような感覚を長時間持つと、論理思考がいったんリセットされるんです。そういう行為を繰り返すことによって、徐々に感覚がひらいてきて、バランスがよくなる。そこから、効率的な筋道がつく場合があるんですよ。

藤井　なるほど。今までのやり方に行き詰まりを感じていたら、「論理思考をリセットする」ということを、ひとつ頭に入れておくといいかもしれませんね。

ベタな言い方をするとオンとオフというか、論理的思考の習慣が身についている人は、意識的にそうではない時間をつくり、組み合わせていくということなのかな。ぼくは、そういうのを見るとちょっとバカにしてたんです。「かっこつけやがって」とかね。でも、ちょっと考え直したほうがいいのかな。微調整していく感覚を身体に覚えさせていく、論理的思考がメインの人は、あえてアウェイをつくるという。

名越　今行き詰まりを感じている人だって、これからもっとすごいことをされるかもわからない。ただ、今までとは別のアプローチが必要になってきているだけなのかもしれませんからね。そのためにはやっぱり、論理がものを言わず、積み上げ思考が不能になるような世界をひとつ持っておいて、そこでの楽しみ方を見つけていくっていうのが、すごく大切なんだと思います。

病はある種の得難い経験

藤井　そう考えると、パニックや鬱を「治す」とか「戦う」っていうのも、「積み上げ型論理思考」的なアプローチなんです。あの薬はまあまあ効いた、でももっといい薬はないか、薬よりも認知行動療法だ、次は精神分析だとか。

因果関係を分析しながら、よい方向に持っていこうとするような方法ってなかなか通用しないんです。なんたって相手は予測不能でコントロールできないものだから。

名越 そう。それ、瞑想も一緒なんですよ。瞑想をしていると、突然ものすごく清らかな仏さんのイメージが見え出すことがあるの。そうすると、もっと見てやろうと思うんです。

藤井 欲張りだなあ（笑）。

名越 そう（笑）。これって、明らかに「積み上げ型論理思考」でしょ？ すると、1週間も経つと完全にスランプに陥る。なぜかっていうと、「もう一度見る」ということは、その時偶然見えた仏さんを再生しているだけだから、繰り返すことによってイメージはどんどん矮小化されて、劣化したものになっていくんです。そして10日ぐらい経って「あれ、ぼく見ようとしてる？ ああ、なんてイヤラシイ！」と気づくわけです。で、もうやめようと思った時に、ふわ〜っと毛穴が開くように落ち着きが出てきたり。

瞑想もそうだけど、絶対に「積み上げ型論理思考」では通用しない世界があるんです。

藤井 40代以降って、ままならない心身や世界を受け入れるっていう気持ちを持つことが大事だなってあらためて思うんです。鬱にしろ神経症にしろ、「戦って、打ち負かして、根治する」というよりも、理解して受け入れる、そのうえでうまく折り合っていく方法を模索していくぐらいに考えておいたほうが気がラクと言えばラクで。

ぼくと同じパニック障害を経験したミュージシャンの**菊地成孔**《きくちなるよし》*さんが、「ある意味、神経症は、イニシエーションなき時代のイニシエーション」だとおっしゃっていますが、その感覚はなるほどと思いました。わかるというか、わかりたいなあという気持ちがあります。

名越　医者としては、「病を病ととらえずにイニシエーションとしてとらえる」という考え方については全肯定してはいけない部分もあるのかもしれないけれど（笑）、「病」というものが、かけがえのないひとつの「経験」であるということは間違いないと思ってます。病というものを日常から切り離すということは、それこそ全然不合理な話で。

変な話、ぼくは以前、歯痛起こしてそれを放っておいて**三叉神経痛**《さんさ》*になった一日のことを今でもよく覚えているんです。左半分の三叉神経がビリビリ痛んで、後頭部まで痛くなってきて、もう大変な中で診療していたんですけど。もう、ハッキリと三叉神経というものを意識しましたもん（笑）。

***菊地成孔**
1963生まれ。ミュージシャン、文筆家。日本のジャズシーンで、サキソフォン、ヴォーカル、ピアノ、キーボードプレイヤーとして活躍しつつ、クラブDJ、文筆業、タレントとして越境的な活動を展開。39歳で不安神経症（パニック障害）を経験したと、「クイック・ジャパン」誌の吉田豪氏のインタビューで語っている。インタビューは『サブカル・スーパースター鬱伝』に所収。

***三叉神経痛**
顔面の感覚を脳に伝える第5番目の脳神経である「三叉神経」に激痛が発生する疾患。眼神経、上顎神経、下顎神経の3本に分かれた神経のうちどれかが圧迫などされるために発生する。

藤井　身体のサインをスルーしちゃったんですね。

名越　そう（笑）。でもね、その時、人間が生きるっていうことは、この身体ごと生きていて、その身体はやっぱり消耗していくものだということが、すごくわかったんです。ある種の痛みの経験をもって、自分の身体の内部のイメージがつかめるようになった。それは解剖学的な意味じゃないですよ。なんかもっと、感覚というか……感情に近いレベルでです。その経験値は、大小問わず絶対にどこかに集約されているんです。

自分の経験値を一冊の本と考えた時、健康に暮らしていたら1日に3行ずつしか増えていかないものが、大きな病をするといっきに30ページぐらい増えるというかね。その経験値の差って、やっぱりわかるものなんですよ。たとえばぼくには、**安倍晋三***総理が以前の総理と明らかに違って見えるんです。安倍総理は、持病の**潰瘍《かいよう》性大腸炎***の悪化を乗り越えて再任してから、明らかに大人の身体になったと思いますよ、僭越《せんえつ》ながら。以前は青年期の身体だった。潰瘍性大腸炎って強烈ですよ。血便は出るし、もう、たまらんと思う。そこから戻ってきた経験値って、本当にすごいと思う。病って、キレイごとじゃない身体的経験値なんですよね。

＊安倍晋三
1954年生まれ。2006年9月、自由民主党総裁に選出。第90代内閣総理大臣に就任するが、翌年9月に持病の潰瘍性大腸炎の悪化により自由民主党総裁および内閣総理大臣を辞任。2012年9月、自由民主党総裁に選出、同12月に第96代内閣総理大臣に就任。

＊潰瘍性大腸炎
大腸粘膜に慢性炎症が起こり、びらん（ただれ）や潰瘍を形成する慢性疾患。下痢、粘血便、腹痛などの症状がある。原因には諸説あり、細菌感染説、アレルギー説、自己免疫説とともに心因説がある。

◎無自覚に受けるストレスを自覚する

歳を取るごとに人の悩みを背負う

藤井　ぼくもそうでしたが、どんなことが**ストレス要因***になっているのか、普段の生活では意識しないことが多いと思います。あと、それが「当たり前のこと」としてスルーしてしまう場合も多いんじゃないか。自分をしんどくない状態に保っておくためには、どんなことでぼくらはストレスを受けるのかに自覚的になる必要がありますよね。

名越　まさにそのとおりです。

藤井　たとえば「歳を取って丸くなる」とよくいわれているけれど、ぼくは40代に入ってから、以前は撥《は》ね付けていたものも、吸収するようになったと思います。でも一方では、他人の負の部分も以前よりたくさん吸収してしまうようになった気もするんです。

名越　歳を取って経験値が上がることで、他者に共感できるチャンネルがたく

***ストレス要因**
ストレスの原因となっているもの。ストレッサー。ストレスとは、精神緊張・心労・苦痛・寒冷・感染などがストレス因となって引き起こされる生体機能の変化を言う。

さん増えるということですよね。それは、30代にくらべて40代のほうが圧倒的に増えます。それ自体はもちろん悪いことではない。たとえば電車に乗っていても、以前は眼中にもなかった小さい子どもが、「ギャーッ」って泣いているところを見たら、「お、なんかストレスかかってんのちゃうか」とか「可愛いな」とか思うようになったりね。

ただ、チャンネルがどんどん増えていく一方で、体力はどんどん落ちていく。するとついには、「今、自分は誰の悩みで悩んでいるんだろう?」ということが起こってくる。まるで、からだが七色になっていくような感じというかね。

藤井　その感覚、よくわかります。

名越　要するに、相手の思いと自分の思いの札合わせがいくらでもできるようになるから、思い出さないでもいいようなことを、人の話を聞いて思い出してしまって、人の失敗を人の失敗と聞けない。それでいつの間にか、自分の人生と他人の人生を重ねてしまうということですね。

藤井　一般的な言い方をすると、地位が上がったり人間関係が増えたりすることによって、いろいろなものを引き受けざるを得なくなるということですよね。チャンネルが増えてくることによって、人の相談や悩みを聞くことが増えてくる。すると人の人生をちょっとずつ背負うことになって、それが本来自分が背負わなければいけないことなのかわからなくなる。
　自分自身の喜びだと思っていたことって、腑分けすると、誰かの役に立つ喜びだったりすることのほうが多いと思います。つまり誰かの喜びが自分の喜びということ。それは循環していくことですよね。
　ダイエー創業者の**中内功**《なかうちいさお》*さんが、人生のうちにもっとも強く喜びの経験として残っていることは、**阪神・淡路大震災***の時の被災者支援だったと語っていたのを読んだことがあります。そういうことに歳を取って気づいていくと、他者の喜びを自分の喜びだと受け取れるようになる分、他者の苦悩が自分にももってまわってくるというか、背負うことにもなってくる。
名越　そう。ちょっと科学的には表現できないんだけど、他人の悩みを背負うことによって、からだのディープな部分まで影響がおよぶんです。
　もちろん30代でも背負う人は知らない間に背負っているんだけど、まだ跳ね返せるパワーがある。ところが、40代になってもそのままずっと行ったらエライことですよ。少なくとも、人の人生を多少なりとも背負うことによる心理的ストレスを自覚しなければいけない。
藤井　真っ当に歳を取っていれば必然的にそうなってくるわけですよね。もちろん背負うことは悪いことではないけれど、同時にストレスがかかっているこ

＊中内功
1922年生まれ。ダイエー創業者。1957年、ダイエーの前身となる「大栄薬品工業株式会社」を兵庫県神戸市に設立。1995年1月17日午前5時46分、阪神・淡路大震災の発生を東京・田園調布の自宅で知った中内は、国より速くフェリーやヘリで救援物資を調達。3日後、「スーパーはライフラインである」という経営哲学により自ら被災地神戸におもむき、被災地店舗の営業時間の延長、被災した店舗前での物販などを行った。2005年に永眠。

＊阪神・淡路大震災
1995年1月17日午前5時46分52秒、近畿地方広域を襲ったマグニチュード7・3の大地震。死者6434名、行方不明者3名、負傷者4万3792名という甚大な被害をもたらした。

とを自覚するだけでも全然違うということですね。

そういえば、最初に名越先生を取材した時にびっくりしたことがあったんですけど、診療が終わった後の名越先生は、完全に宙の上を歩いているような感じなんですよ。何かが憑依したようにひたすらしゃべり続ける。もう、頭がおかしくなったんじゃないかと思うくらい（笑）。その感覚ってぼくもあって、インタビューすると、そのくらい相手が憑依するような感じになるんです。

名越　しゃべってる時にそれを落としてるんだと思う（笑）。それがいっぺん、落とせなかったことがあったんですよ。その時はもう、35人とか診たあとに、「先生大丈夫ですか」と言われて、なぜか、変なことをしたくなった。それで診療室に戻ろうとした時に、ポンッと飛んで、くるっと横に回って、「コン！」って言ったんです、ちょうど狐つきみたいに。そうしたらみんなが、「うわぁ!!」ってへたりこんだことがありました。

藤井　完全にアブナイ人ですね（笑）。

名越　なんか、そうでもしないといられないぐらい、「祓って」くるんですよね（笑）。ぼくは診療をすればするほど消耗するタイプなので、診療は1日25人ぐらいが限度だと思ってますね。やっぱり、人の問題を受け取ることって、凄まじい負荷がかかるんです。

「正義」は「執着」の序章である

名越　藤井さんの場合、ジャーナリストとして人の悩みや人生を背負ってしまうことにプラスして、事件や犯罪をメシの種にしてしまっていることにある種の後ろめたさを感じているから、よけいにズブズブになっていったように思いますけどね。

藤井　うーん、そこは自分ではわからないです。こういう取材をしている同業者はたくさんいますし、記録者という立場は生身の他人の人生をいろいろと引き受けることが仕事なので、その負荷は当然のことですから。人間の生死に関わる現場の人は皆どんな職業であれそういうところはあると思います。まあ、ビジネスライクにやるかどうかの違いはあると思いますが。

　でも、そう指摘されてみると、50歳を目前にガンで亡くなったジャーナリストの**黒沼克史**《くろぬまかつし》*さんの場合も、仕事で受ける心理的ストレスが病気とどこかしらつながっていたのかなという気もします。もちろん、科学的因果関係は不明だけど。

　彼は少年犯罪被害者遺族取材をライフワークとしていて、ぼくはそれを追い

＊黒沼克史
1955年生まれ。ジャーナリスト、ノンフィクションライター。少年犯罪を主なフィールドとして活動。1996年、『援助交際―女子中高生の危険な放課後』（文藝春秋／1996）が話題となり、「援助交際」が同年の流行語大賞トップテン入りする。2005年、ガンにより永眠。主な著書に『少年にわが子を殺された親たち』（文藝春秋／文庫／2003）、『少年法を問い直す』（講談社／新書／2000）など。

かけるかたちで少年犯罪被害者遺族を追うようになったんです。ものすごく使命感に溢れる人でしたが、最後まで遺族のことを書いて食べていくことに後ろめたさを感じておられました。もちろん、ぼくなどは彼の足下にもおよびませんし、彼が被害者遺族から寄せられていた信頼はすごく厚かった。彼のポリシーは素晴らしいし、つねにそういう思いを持っていたほうが健全だと思いますが、やはり自分をゆるせないというような心理的ストレスも相当あったのではないか思います。

名越　大切にしていることと「執着」って、本当に一枚暖簾《のれん》ですからね。大切にしているうちはいいんだけど、それにだんだん取り憑かれるようになって執着するようになると、心に負荷がかかるようになります。じゃあその差は何なのかというと、憎悪、つまり「怒り」が湧いてくるかどうかという点ですね。黒沼さんや藤井さんの例で言えば、その怒りは少年法の不備に無頓着な世間やメディアといった他者に向けられたり、さらには自分自身の無力さに向けられてしまう場合もあるでしょう。ぼくが、著書をはじめとしたいろんなメディアで主張していることですが、怒りは人をいちばん疲弊させる感情なんです。

藤井　本人なりの正義感と怒りは一体です。おそらく同業者の大半はそうだと思いますよ。怒りは仕事のモチベーションの核となるものだし、それがなくなったら仕事をやめることと同じです。とくにジャーナリズムに限った話ではないけれど、一般論的な価値としては、そういう人々によって世の中は正されて、進歩してきた。けれど、「間違っているものは断罪して正すべき」という価値観はストレスになりうるということですか。

名越　もちろんそれがいいとか悪いとか言っているわけではありませんが、心理学的な知見から言えば、そうなりますね。正義は怒りであるからこそ、正義感がふつふつと湧いてくるあたりから、同時に執着の序章がはじまっているんです。正義感を持つことや実際に行動することは、もちろん個人の自由です。決して〝長いものには巻かれろ〟というわけではありません。ただ「正義を通すこと」にこだわりすぎることが、ことによっては最悪のストレスになることもありうるということです。

「同調性」とうまく付き合う

藤井　ぼくは、インターネットでの見知らぬ他者へのバッシングなんかも嫌で仕方がないんです。差別や罵倒にはじまって、**ネトウヨ***連中の**ヘイトスピーチ***にいたっては、人間として常軌を逸していて完全に狂ってますよ。

＊**ネトウヨ**
ネット右翼を略したインターネットスラング。明確な定義はないが、おもにインターネット上で右翼的、保守的、国粋主義的な発言をする人々のことを指す。

＊**ヘイトスピーチ**
憎悪表現。ある集団や人種、セクシャリティなどの差別や暴力をあおる言動。

ソーシャルメディア*でバッシングされたりして参ってしまう人はあとをたたないし、病んでしまうことも多い。殺人事件に発展してしまうようなこともあります。ちょっとの差異をこれでもかってぐらいに否定して叩きのめすというか、そういうことが誰でもできちゃう。それもインターネットだから、何も考えないで反射神経的にあっという間に攻撃する。そういうことに耐性やリテラシーをつけないと、そういうコミュニケーションに参加してはいけないと思うぐらい。ソーシャルメディアの中で発生した「憎悪」は倍加しやすいですよね。

匿名だし、どこの誰かはわからないのだけど、そういう攻撃性の過剰な人たちの行為はぼくには病的にしか思えないのですが、それも神経症的な心の反応なのでしょうか。

名越　ひとつの防衛の反応ですね。ぼくはそれが、「同調性」を否定された反作用の気がしてならない。簡単に言うと、みんなで「そうだよねそうだよね」って言っている時に、「それ、違うんじゃない?」って言う人がいると、すごく気分を害される。俗にいう「空気が読めない」ってやつですね。それは日本人の「同調性」の高さの裏返しなんです。同調性を基本としたコミュニケーション、あるいは同調的な身体というのは、日本人の身体と心に抜きがたくあるものだというのが、ぼくの仮説です。

＊**ソーシャルメディア**
オンライン上でユーザーが情報を送受信し合うメディア。ミクシィやツイッター、フェイスブックなどが知られる。

藤井　日本人は同調性が高いとはどういうことなんですか？

名越　同調性とは、深い部分で日本人の身体に根ざした、自然な感性なんです。たとえば、よく知られていることで言えば、欧米人は相づちをあまり打たない。けれどぼくらは、こうやって話し合っていても、自然にうなずき合ってしまうでしょう？　ぼくらはこの瞬間に起こっている「うなずく」という身体的な「同調」を通じて、相手と身体的に同化しているんです。そしてその時起こった身体的な感覚は、その人の中の真実なんです。だから、その特質を理解したうえで、ちょっと場の空気を乱しているような人に対しては「どうしたの？」と気にしたり歩み寄ったりするような、意識的な操作が必要なんですよ。

日本人はずっと**多神教**[*]をベースにしてコミュニケーション文化を育んできました。だから、極論ですが、Aという意見を聞けば理解できる。Bという意見もあって、これも理解できる。さらにはCという人の意見も理解できるんです。それこそ日本人の感性なんです。真実はいくつあってもいい。その中であるひとつの全体性をつかんで、答えを出すんです。

でも、現代社会で生きていくためには、「俺はAだ！」と表明しなければならないことって多々ありますよね。つまりそれは、Aというアイデンティティを持つことです。でもそのためには、「BもわかるしCもわかる」という同調

＊**多神教**
複数の神々を信仰する宗教。日本における「八百万神（やおよろずのかみ）」の概念は多神教の一種。古代ギリシアやヒンドゥー教も多神教にあたる。対して、一柱の神を信仰するのが一神教であり、ユダヤ教、キリスト教やイスラム教などがある。

性の高い身体を否定しなければならない。つまり「同化」してるものを「異化」しなければならない。その時、心にはものすごい軋轢が生じるんです。

ぼくが見る限り、藤井さんは日本人のプロトタイプに非常に近い。だから、本来、同調性が高いんです。ある時、結構お互いに腹が割れるようになってから藤井さんが言ったことがあるんですよ。「ぼくは扱うテーマや主張によって、左翼って言われたり転向したとか勝手に言われたりするけれど、正直、どうでもいいんです」と。それは、ぼくの理論でいうと当然のことなんです。

藤井　ぼくは10代の時にいろいろな社会運動に首をつっこんでいくようになるんですが、そのせいか政治的なイデオロギーで生きている大人たちとたくさん知り合えた。だからそれが染みついちゃって、長い間、それから脱したいともがいてきて、この10年ぐらいでやっと、そういうことを抜きにしていろいろな人間関係をつくれるようになったし、観察者として人を見られるようになったと自分で思っているんです。

それでもノンフィクションを書くという仕事をしていると、ある場面ではイデオロギー的な立場を表明しなければいけない時があるんです。それがかつては左右を分かつ分水嶺のようなテーマだったりすると、それを言うのが大事だと思う一方で、すごく怖くなっちゃったんです。そういう差異があると友人関係にもヒビがはいるというような幻想が追いかけてくるんですね。
自分の中で引き裂かれるようなテーマ、それも人間の尊厳そのものに関わってくるようなことを扱っていくと、だんだんイデオロギーでは割り切れなくなってしまったんです。親しくさせていただいている誰々はこう言っている、誰々はこう言っていると自我がバラバラになってしまう感じになる時があった。さらに、理論だけで考える自分と、現場で人間の情念みたいなものにまみれながら考える自分がどんどん乖離するような感覚と言ったらいいんでしょうか。

名越 その話はまさに、日本人の同調性の高い身体を象徴していますよね。

「割り切れない」ことはとりあえず棚上げに

名越 ぼくの印象では、友人として患者として、パニック障害を経験する前と後の藤井誠二を比べてみると、明らかに後のほうが肩の荷が降りているように見えますね。それはたぶん、同調性、つまり同化の部分をうまくつかって仕事をしようとするようになったからだと思います。藤井さんは、本質的に持っている同調性を駆使して、相手の存在とか感情とか葛藤に同化していく取材の過程で、以前はオーバーフローしている部分を論理能力とか理性で処理していた。

もっと一般的な言い方をすれば、消化できるものと自分の仕事量がシンクロし出したということかもしれません。

藤井　取材という行為は、とくに同化と異化を自分の中で整理をしながら進めていくものだとアタマでは理解はしているのですが、どうしても割り切れないグレーな感情や葛藤が出てきて、それを自分でカモフラージュしようとしていたということですか。だからそれ自体が「ストレス」の一因になったと……。

その「割り切れないもの」がオーバーフローなのだとしたら、ぼくもそうだし多くの読者の方もそうだと思うんですが、どこまでやれば「やりすぎ」なのか判断できないからじゃないですか。とくに40代ぐらいになってくると、どうしても社会的責任が増えてくるし、嫌なことも引き受けざるを得ないことが増えてくるじゃないですか。それじゃあ、オーバーフローしてしまったものをどうすればいいのか。

ある種、責任感の強さゆえに、引き受けたものを処理できずに苦しんでおられる方はたくさんいると思うんです。

名越　ひとつの方法論としては、自分が持ちきれないものを持ってしまったら、それをいったん受け止めてくれる「受け皿」をつくることですね。たとえばそれは、**養老孟司**《ようろうたけし》*先生がおっしゃるのは、「自然」という存在。

＊養老孟司
1937年生まれ。解剖学者。東京大学名誉教授。生物体の正常な形態と構造とを研究する学問である解剖学をはじめとした科学的観点から人間や社会現象を論じ、『バカの壁』（新潮社／新書／2003）など、大ベストセラーを生む。

社会の中で、同調・同化しきれずにオーバーフローしたものを、理性とか攻撃性で、「自分とは違うものだ」と異化していくことがストレスを生んでいるわけでしょう。だったら、そのオーバーフローした部分を、いったんどこかに受け止めてもらえばいいんです。なおかつ、社会という仕組みの中で過剰に自分が受け取らされたものをバトンタッチする存在は、社会よりも大きなものを包含できるもののほうが、論理的にはいちばんいい。それが「自然」ということなんです。

付け加えると、ひとつのぼくの持論では、日本人はどこか、「円環的な時間感覚」の中で生きていると思うんです。要するに、「因果応報」とか「因縁」という感覚ですね。だから、自分が背負ったものを「落とす」ことはできないということが、強くあると思います。

藤井 それがいわゆる責任感の重圧みたいなものにつながってくるわけですね。自分が背負ったものは、放棄せずに、いったん「社会より大きな存在」に受け取ってもらえばいい、ですか……。

名越 そうそう。納得いかへん？

藤井 いえ（笑）。ただ、その「受け取ってもらう感覚」がつかめないところがあって……。それについては追い追いうかがっていきたいと思います。その実感をつかむためには、まず、自分のストレスや身体に自覚的になることがじつはこれほど難しいのかということをあらためて思います。

- [ ] 行き詰まったら「移動」してみる
- [ ] 自己αと自己βを意識する
- [ ] 論理がものを言わない趣味を持つ
- [ ] 他人の人生を背負うことはストレスになると自覚する
- [ ] 怒りがストレスになることを自覚する
- [ ] しんどい時ほど「自然」とふれあう

To Do List

第１章
心身の「変化」に気づく

- □ 自己イメージは絶対ではないと意識する
- □ からだはからだなりにあなたのことを把握していると心す
- □ からだの快・不快感を意識してすごす
- □ ライフスタイルが病をつくると心す
- □ ちょっとした習慣やルーチンワークをあえてつくる
- □ 無心になれる「心のゼロ地点」をつくる

第2章
閉ざしていた「感覚」をひらく

ひとつひとつの感覚を大切にすることで、
日常が鮮やかさを取り戻す。

◎世界観をアップデートしていく

本当に癒される「感覚」とは

藤井　パニック障害を経験して、それまでの「自分」をリセットしよう、がんばりすぎないようにしようと意識して生活するようになりましたが、やっぱりストレス解消のやり方が、根本的にわからないんですね。

名越　ストレスの解消方法自体は、無限にあるんですよ。でも、本当にストレスが解消される瞬間というのは、そこである種の小さな世界観の更新、「世界観のアップデート」が起こっているんです。だから、「海を見たからストレスが解消された」という単純な図式にはならない。つまり、ストレス解消法は無限にあるけど、それでかならずストレスが解消されるわけではないんです。

藤井　世界観のアップデートというと?

名越　たとえば、あなたがある時海に行って「あ、こんなにきれいな海を見るのははじめてだ」と感じたとします。その時は、睡眠時間も短かったのに、パニック発作も起こらなかった。そこで、「海を見ることで、からだがリラックスしたんだ」という、身体に根ざした気づきが起こる。こういう時にはじめて、ストレスが解消されるんです。

身体に根ざした気づきをともなう体験は、ひとつの思想性につながっていくんですよ。つまり、普段は、「社会」の中でもめ事ばっかりに首突っ込んで、人また人を渡り歩いて調停ばっかりしていたあなたが、「社会」の外には「自然」があるし「世界」があるという事実に気づく。そこにはライフスタイルが転換する道があるんです。

藤井　ちょっと「突き抜けた」という感覚ですか？

名越　それです！

藤井　うーん、まだまだぼくはそこまで行けていないってことだ。

名越　そう？　結構いい線行っていると思いますよ。ぼくが沖縄の藤井さんの家に遊びに行った時に「**イルカの肉**＊」をご馳走してくれたじゃないですか。あいう一種のチャレンジ精神は、ある意味世界観のアップデートにつながっていると思います（笑）。世界観のアップデートって、要は「世界を少し広げ

＊イルカの肉
日本では、比較的イルカがよく観察される地域で食用とする文化がある。岩手県、千葉県、静岡県、和歌山県、沖縄県などでは、一部でイルカの肉がスーパーなどに流通している。

る」ことなんですよ。

藤井　ただ名越先生にちょっと変なものを食べてもらおうと思って、名護《なご》市のスーパーを数軒さがして「ヒートゥー（イルカの肉）」を発見してきました（笑）。じつはぼくもはじめて食べたんです。あれはあとでクジラの肉だと判明したんですが（笑）。

その話で言うと、パニックを経た後は、知らない街や場所を探訪したり探索する気持ち、好奇心を追究するモチベーションが落ちました。けど、それがすこしずつ戻ってきている感覚はあるんです。人間はそもそも探索的動物であるという言い方があって、それが鬱的な気分の回復につながるという指摘がありますが、ぼくはもともと探索的生活、移動する生活が性に合っていました。イルカの肉のことも、そういう好奇心の追究＝世界観のアップデートにつながるのならば、やはり感覚が戻りつつあるのかな。人が普段から何気なくしている行為だとも思うのですが、じつは大事なことなんですね。

からだを動かすことの多次元的な効果

名越　１章の終わりに、自分が背負いきれないものは「自然」に委ねればいいと言いましたけど、それも世界観のアップデートにつながってくるんですよ。
だから、自然は自分が背負いきれないものを委ねる受け皿の例で、要は、自分が身を置ける場所をひとつ増やしておくというような意味ととらえてもいいし、もっと言えば「からだを動かせ」ってことなんです。
からだを動かすということはものすごく大切なことです。身体を動かしてみた時に、身体の中に湧き起こってくるさまざまな感覚が、たまっていたストレスをとってくれるということが、往々にしてあるんです。

藤井 パニック障害と格闘している時、ぼくが調べた本やネットにもからだを動かすことの有効性はいろいろと書いてありました。軽い運動から座禅を組むことまで、それまで使ってなかった身体を動かせと。ぼくは激しい運動とかはキツイんで、ひたすら歩いていました。もう何キロも何キロも。最初はキツイんですけど、だんだん歩けるようになってくるんです。

名越 すごくいいことですよ。歩くことって。ものすごく解消されるでしょう。その理屈はもう多次元な話なので、科学的になかなか説明しづらいんです。科学は、基本的に多次元のことがとても苦手なんです。実験でもかならず一対一対応ですから。この試薬を入れたらどんな結果が出るかとか。
ただ「歩く」というだけの身体運動を考えてみるだけでも、身体に振動が生じる、すると内蔵も揺れるし、筋肉も揺れる。そのうえ、歩いている時には五感を通して大量の情報が入ってくるわけです。肌にあたる風や、踏切や電車や車、木の葉のこすれ合う音、マンションのベランダでフトンを叩いている音……、そういったもの全部が、無限に多次元的な情報が刺激として入ってくるということなんです。

その中で、人はさまざまに心身ともにシャッフルされて癒しを得ていく、というようなことが起こっている可能性があるわけですよ。こんなものは科学で証明できるわけがないんです。

極論で言えば、ある病気の症状が何かによって確実に安全に改善されるとすれば、その根拠が科学的であるかどうかにこだわるのは、患者さんにとってはあまり意味のないことなんですよ。

たとえば、ぼくらが処方する西洋医学の「薬」というものは単体の生成物なんですが、それはなぜかというと、複合体だとエビデンスが科学的に証明できないからなんです。たとえば、「さるのこしかけ」をすりつぶしたものには何百種類という成分が入っていますが、その効果は科学では証明できない。だから西洋医学では薬として認められていない。

患者さんにとって、効果があれば薬は単体でも複合体でもいいはずなのに、複合体からなるものを薬と認めないという縛りが出てきたのは、それを科学的に証明できるかどうかという、実験者、科学側の都合という側面もあると思います。

藤井　とはいえ、科学的に証明するのが難しい物理的な運動も、だんだんと効果が立証されていきつつありますよね。たとえば瞑想に似た「**自律神経訓練法**＊」はメソッドとして確立しているし、**鬱状態の人に対して瞑想が効く**＊ということは心理学の分野でも証明されつつあると聞きますが。

名越　瞑想は確実に効きます。

藤井　具体的に、脳のある部分がどういうふうに刺激されるとこういう結果が出るということが証明されたとしたら、つまりは太古の昔からある瞑想というものは、脳の働きをコントロールする方法なんですか？

名越　脳の中の現象としてとらえることが瞑想のすべてではないと思うんですが、少なくとも、脳現象というごく局在的な土俵のうえで考えても、脳が瞑想という経験を繰り返し経ることによって、自らバランスを取り戻したり、より安定したりするということはほぼ事実です。

というのも、先ほど、「歩くことの有効性は多次元すぎて科学的に証明できない」と言いましたが、瞑想も同じなんです。

＊自律神経訓練法
自己暗示と呼吸のコントロールなどにより、心身両面のひずみを自己調整する心理療法。

＊鬱状態〜瞑想が効く
瞑想を定期的に続けている人は大脳皮質が厚く、記憶、集中力、意思決定、学習などに関連する灰白質（かいはくしつ）が大きく、また、大脳皮質の脳回、いわゆる脳のシワが瞑想をしていない人よりも多いというデータがある。脳のシワは情報処理能力に関係しており、シワが多いほど処理能力が上がることを意味する。こうしたデータは、瞑想が認知能力に関連性があるということを示唆している。似たコンセプトの精神療法に「自律神経訓練法」があり、鬱病などの治療にとり入れられている。

脳、あるいは心が受け取る刺激は無量にあるし、受け取り方も無量にあるんです。実際に瞑想してみるとわかるんですけど、同じような時間に同じようなからだの状態で、あらゆる諸条件を合わせたうえで瞑想を行ったとしても、まったく違う現象が起こるんです。

つまり、刺激をある程度一定にしても、脳や心の中で起こる現象が違うから、そこで得られる効果は無限に違う。むしろそれこそが、ある種の癒し、あるいは再生につながっている可能性があるということなんです。

藤井　ぼくも名越先生に瞑想しろと言われてやってみましたが、なかなかうまくできなくて、今はサボっちゃっているんですけど（笑）。でも、本格的な手順を踏まなくても、だいぶ落ち着きを得られるものだと思いました。というのも、それまではそんなことやったこともなかったですから。瞑想というのは、つまり「内観する」ことなんですよね。

名越　そうです。「内観」というのは、自分の内側を見るということです。お腹の外だけではなくって、お腹の内側も見るような感じです。瞑想にもいろいろなやり方があるんですよ。鼻の呼吸だけをずっと意識するという方法もあるし。

藤井　ぼくはそれがどうしても上手くできなかったんです。ひとりだと飽きちゃうから（笑）。けれど、それまでの人生で、そんなことをやる時間なんてなかったんです。だから、それを5分でも10分でもいいから、かたちだけでもやってみたんです。それでどういう効果があったかはわからないですけど。

名越　そこが大事なんですよ。たとえ瞑想というかたちが成功しなくても、そこで自分というものを「モニタリング」をしようとしているわけでしょう。そこにも意味があるんです。

藤井　内観というのは、「自己モニタリング」なんですよね。ただ面白かったのが、その時に何がまず脳裏に浮かぶだろうと。それは子どもの頃のことだったり、ある友達が亡くなったことだったりしました。

名越　面白いでしょう？　ま、瞑想なんてはじめはみんなやりたがらんと思うけど（笑）。でもぼくの素人ヘボ瞑想でも、かなりスッキリするもんですよ。瞑想は固定観念や心の荷物を手放す技術そのものです。ここでは詳しく説明しませんけど、興味のある方はぼくの**『自分を支える心の技法』***にやり方が載っているので、ぜひ試してみてください（笑）。

「没入」できる世界を持とう

藤井　名越先生のアドバイスもあったと思うんだけど、当時は、**真言宗***の**中村**《なかむら》

＊『自分を支える心の技法』
医学書院より刊行されている名越の著書。正式タイトルは『自分を支える心の技法　対人関係を変える9つのレッスン』。対人関係とセルフコントロールの技法をまとめた一冊。

＊真言宗
弘法大師（空海）によって9世紀初頭に開かれた、日本の仏教の宗派。

＊中村公隆
1927年生まれ。真言宗鏑射寺（かぶらいじ）山主（さんしゅ＝住職の敬称）。32歳の時に、聖徳太子が開いたとされる兵庫県神戸市の古寺・鏑射寺に入山し、荒廃していた寺院を復興する。著書に『密教を生きる』（1997）、『大いなる〝いのち〟に目覚める』（2001）、『〝いのち〟の宝庫を開く』（2009）、ともに春秋社など。

公隆《こうりゅう》*氏の本とか、それまで馴染みのなかった修行体験の読書量を増やしました。宗教を背景にした超常現象的なことが書かれたものも、「本当かよ」と思いながらも、考え方として面白く読めた。**四国八十八ヶ所***の本も読みあさりました。たとえば朝日新聞の元・論説委員の**辰濃和男**《たつのかずお》さんの**『四国遍路』***は、名文のノンフィクションとしてもすごくよかった。
　そうやってその世界に没入することによって、ぼくの心の中で「歩く」というか、楽しくなりましたよ。こういうふうに宗教的行為を通じて人生と向き合っている人がいるんだ、なんか幸せそうだと思った。それだけで気持ちが楽になったと思う。でも、実際に四国に行こうとは思わなかったし、座禅組みに行こうとも思わなかったですけどね（笑）。

名越　わかります、わかります。それはいわゆる「出世間」ですよね。そうやって、世間のルールやしがらみから、たとえ5分でも出られる時間を持つというのはいいことです。出世間という体験は、なにも大自然と出会うことだけではなく、自宅でだってできるものですからね。

藤井　つまりそれは読書体験でもいいということですよね。ぼくは当時、自分の仕事に関する読書というのはいっさい封印して、たとえば**池澤夏樹***さんの選んだ世界文学全集や、**手塚治虫***全集なんかも買って読みはじめた。好きで読む

＊四国八十八ヶ所
四国全土にある、弘法大師ゆかりの88箇所の寺院の総称。88箇所を巡るとご利益があるとされる。また、88箇所を巡る人のことを「お遍路さん」と呼ぶ。平安時代頃には修験者のための修行の場であったが、江戸時代初期に民衆に広まった。

＊辰濃和男
1930年生まれ。エッセイスト。元朝日新聞記者。ニューヨーク特派員、社会部次長、編集委員、論説委員、編集局顧問を歴任。1975〜1988年に「天声人語」を担当。

＊『四国遍路』
辰濃和男著。岩波書店の岩波新書シリーズから2001年に刊行。著者自身が金剛杖（こんごうつえ）を片手に四国八十八ヶ所1400キロの道のりを踏破した経験を綴ったエッセイ。

というより半ば修行的に没入しようと思ったんです。それまであまり馴染みのなかった異世界の方面へ飛ぶ。

名越　異世界と現実との間で振り子運動をしている感じですね。異世界からちゃんと帰ってくることができたら、それはとてもいいことです。

藤井　映画を観ることも自宅でもできますから、韓国映画をとにかく見まくりました。韓国映画は、今もまだ分断されているという政治性がすごくエンターテインメイント化されているからかもしれないけれど、不条理が不条理として描かれていて、直接、人間の骨や血に響いてくる感じがしていい。泥臭い、生々しい人間の生気に溢れてる。バイオレンスものにしても恋愛ものにしてもそう。これは偏見かもしれないけど、日本の最近の映画のようにわかりやすい感動が用意されてないから。

　とにかく脳みそがグラグラ揺れるようなものを、**寺脇研**《てらわきけん》*さんの『**韓国映画ベスト100「JSA」から「グエムル」まで**』*という本を入り口にして、そこに挙げられている映画を何十本も観続けた時期もありました。それも今考えれば治療行為ですが、鬱的になった人が治療的な意味で365日、毎日映画を観たという話を本で読んだこともあります。

　非常に一般的な言い方をすれば、意識的に現実から離れるような行為をしな

＊池澤夏樹
1945年生まれ。小説家、詩人、エッセイスト。代表作に『スティル・ライフ』（中央公論社／1988）『母なる自然のおっぱい』（新潮社／1992）、『マシアス・ギリの失脚』（新潮社／1993）、『静かな大地』（朝日新聞社／2004）がある。

＊手塚治虫
1928〜1989年。マンガ家、医学博士。〝マンガの神様〟と称される。『ジャングル大帝』『鉄腕アトム』『リボンの騎士』『火の鳥』など、日本のマンガカルチャーにおける名作を世に送り出した。

＊寺脇研
1952年生まれ。映画評論家、落語評論家。文部省官僚として、初等中等教育政策に関わる一方で、「キネマ旬報」をはじめとした映画雑誌に、映画評論家として寄稿、寄席情報誌「東京かわら版」に連載を持つ。映画、教育に関する著書多数。

いといけないと思ったんです。で、目や鼻から涙をだらだら流す。読書にしろ映画にしろ、自分でノルマを課してやっていた時点で、鬱になりかけたぼくの防波堤みたいなものだったと思います。

名越　そういう「出世間」の体験は必要でしょうね。ただし、自分の中で、コレだという欲望が起こるものを選ぶことが、ポイントであり難しいところでもあります。かつ、それはある程度ハードなものでなければダメだと思うんです。それはなぜかというと、集中の世界に入るということは、ある程度の「強度」が必要なんですよ。強度というのは、強い興味を持って集中の世界＝ゾーンに入るということです。ゾーンに入るのに、ゆっくり散歩しながら入るのは難しいでしょう。だから、そこにはある程度の物理的、精神的な強度が必要なんです。ゾーンに入ることによって自分だけの世界に入る。それが出世間なんです。

藤井　そういう時は、自分の世界に入らざるを得ないですよね。人間や社会への関心が低下するし、パートナーや友達ともあんまり会いたくないことが多かったですから。

名越　その時に、いつまでもうじうじしたら狭い世界だけど、何かに没入することができれば、極小は極大であって、ぶわーっと自由の世界に入ることができる。実際には何も動いてないのに、広大な世界がそこに展開するんです。小

＊**『韓国映画ベスト100「JSA」から「グエムル」まで』**寺脇研著。朝日新聞出版の朝日新書シリーズから2007年に刊行。2000年以降に公開された韓国映画100本を厳選し、政治、社会、カルチャーや業界裏事情を交えて解説する韓国映画ガイド。

説を読んだって、映画を観たってある程度ならそういう体験はできるんです。

◎毎日「ピンと来る」感覚を大切にする

「父親」の人生への影響を考える

藤井　自分が執着質な性格であることは以前から名越先生に指摘されているのでわかっていましたが、「自分で全部背負い込まなければ気が済まない」というのは、日本の男の一種の典型ではないですか？

結論を言おうというわけではないけれど、中高年以降の男性の自殺者が多いのは、その執着質な気質が共通項なのかなと思ったんです。それには、いろんな社会風俗やさまざまな要因が関係していると思うんですが、そういう普遍性があるのではないでしょうか。

名越　それは、「理想化された」普遍性と言えますね。「こうである」ではなくて「こうであるべきだ」という普遍性です。変な言い方ですが、あなたのような人格がいちばんいいという価値観を、日本人はみんな共有しているところがありますね。

やりたくない仕事も「じゃあやりましょう」と引き受けて、最後までケツを持つ、何も手放せないというのは、ひとつの「自民党的世界観」とも言えます。かつての〝**ドブ板選挙**＊〟が象徴するように、政治家も昔はそういう価値観の人が向いていた。だから、「自分で全部背負い込まなければ気が済まない」というのは、理想化された人間像なんです。

藤井　むしろぼくは、そういうものを意識して忌避してきたつもりだったのだけど……。

名越　それはたぶん、お父さんとの関係性にひとつの原因があるかもしれない。「お父さんのような生き方をすると、辛い人生になるかもしれない」という心理がどこかにあるから、そこから逃げようとする。でも、地球は丸いというか、結局それに近づいていく。藤井さんの場合、そういうところがあると思う。

お父さんと同じ生き方をすることが、危険でもあるし理想でもある。危険だからこそ知っておきたい、理想だから知っておきたいと思うものでしょう？ だから、それを避けようとするんだけども、それに対する関心はどこかにある。ミッシングリンクじゃないけど、それが、お父さんと自分をつなぐ絆でもある。

そして結局は、無意識的なものを総動員して、父親の生き方を踏襲しようとするという傾向が出てくる。あるいは、無意識的にそれを恐怖しているのに、

＊**ドブ板選挙**
候補者が有権者の家一軒一軒をまわり支持を訴える選挙活動の戦術。住人に会うために、家の周囲に巡らされた側溝（ドブ）を塞ぐ板を渡ることすら厭わないことが由来。

それに挑もうとするというか。

藤井　ぼくは小学校2年の時に親父を亡くしたんですけど、父親のような生き方というのがじつはよくわからないんです。亡くなったあとでだんだんと企業戦士だった父親の仕事ぶりを母親から教えてもらったりしましたが、むしろ、父親との時間は空白のようにぽっかり空いてしまっている感じです。父親は病院で死んだから、壮絶なガンとの闘いは見なかった。もちろん死に際も知りません。最近、実家で父親の30歳ぐらいの時の写真が出てきたんですが、それが父親だとわからなかった。顔の記憶が消え去っていたことに愕然としてしまいました。

一方で名越先生は、大学時代にお父さんを亡くされていますよね。つまりお父さんの人生を死に際まで見ていた。そういうことにも関係がありますか?

名越　非常にありますね。ぼくの場合、「父親が崩れた瞬間」を3度見ていることが、自分の人生に影響を与えていると思います。

まず1度目は小学校3年の頃、ぼくのじいさんが突然交通事故に遭って亡くなった時です。朝、父親がその一報を電話で聞いて、「ウワァッ」っと泣き崩れたんです。それまで、父親ほど怖いものはないし、強いものもないし、頼りになるものはないと思っていました。ごっつい父親で、174センチあって、当時としては日本人の平均より10センチくらいデカかった。体力もあるし。そんな父親が急に崩れて、ぼくはショックを受けた。人間の〝死〟というものは、このごっつい父親をこんなにも慟哭させるものなのかと。それで、ぼくは、〝死〟というものの恐ろしさを刷り込まれたんですね。

2度目は、思春期になって反抗した時。ぶつかってぶつかって、もう、何から何まで気に入らない。父親が怖いし、すごく怒りの対象にもなっていたんです。そんな大学生のある時、ぼくは父親と一瞬殴り合いになってしまって、それで勘当されたんですね。その時にぼくは、やってはいけないことをやってしまった。つまり、父親に、体力的にぼくのほうが勝っているということを証明してしまったんです。これはやってはいけないことなんですよ。やっぱり。

藤井　それは男の子が父親との関係性を築く過程で、なんらかのかたちで経験していくことではないですか。

名越　そう。壁はぶつかるためにあるのに、壁に思いっきりぶつかったら、壁が倒れちゃった。それで、再び父親が動揺しているところを見てしまった。3度目は、父親が死ぬ時です。強かったはずの父親が、「死にたくない、死にたくない」と言いながら嗚咽《おえつ》して、どんどん退行して子どものようになって……ボロボロになって死んでいく様子を見続けた。

藤井　家で看取られたんですよね。

名越　そう、家で。間欠的にでしたけど、半年間それをずっと見ていた。そして思ったんです。自分が追求したいものを追求せずに死ぬことは、なんと恐ろしいことなんだ。ある達成感を見ない死というものは、なんというおぞましいものなのだろうと。

　それでぼくは、50歳を迎えてから目の色が変わったんです。たまに、自分の講座のお弟子さんにまで、「先生、生き急ぎすぎと違いますか」って言われるんですけど、ぼくの中に理由があるとすれば、やっぱり父親が死んだ年齢が56歳だったからだと思う。それに近づくにしたがって、アクセルを踏まれているところはあると思います。

断片的なものを追い求める行為こそ「人生」

藤井　ぼくの親父は36歳の若さで死にました。だからその年齢を超すまでは怖くて。名越先生みたいに父の節目節目を見ていないから、記憶が断片的で。会社でバリバリ働いているのと、退院して、再入院した時、病院の屋上でキャッチボールしたこととか。そして、いきなり遺影ですからね。**『アダルトチルド**

レン』[*]という本を書いた共同通信社の**西山明**[*]さんに、「藤井君、いきなり葬式っていうのはキツイだろう」と言われたことがあるんです。ぼくは当時はそのおっしゃられたことをあまり意識していなかったので、そんなもんかなあぐらいにしか思っていなかったんですけど。

名越　藤井さんは、父親の断片的なイメージが統合されていないんですね。人間は、自分の身体のイメージなんかも断片的なんです。たとえば2、3歳の子どもに仮面ライダーとかウルトラマンを描かせるとします。すると、もう何遍も観ているはずなんだけど、画面の右上に目を描いて、胴体を真ん中に描いて、足と手を左の上と下に描くというようなことをしたりする。

身体というものが、頭があって胴体があって、腕があって足があるということを実感として認識するのは、けっこう歳を経てからなんですよ。子どもによって差があるだろうけど、4～5歳くらいになってから、ようやくそういうことがわかり出すわけね。

つまり人間は、当たり前のことを当たり前に認識するまでに、段階を踏まなければならないということです。それと同じで、「父親というイメージ」も、段階を踏まなければ、ひとつの絵に収まるようなかたちで統合されない。かつ、「父親というイメージ」は、身体の構造だけじゃない。生活とか息づかいとか、

＊『アダルト・チルドレン』
正式タイトルは『アダルト・チルドレン――自信はないけど、生きていく』。西山明著。1995年に三五館より発行。アダルトチルドレンの心の中に潜む「居場所のなさ」を解明し、自立する過程を追うルポルタージュ。

＊西山明
1949年生まれ。ジャーナリスト、共同通信社編集委員。教育・家族問題をテーマに長年取材・執筆。2005年、滑膜肉腫のため永眠、享年55。著書に前出の『アダルト・チルドレン――自信はないけど、生きていく』、『家族再生』（小学館／共著／2000）『少年サバイバル・ノート――家族の中で「生き抜く」ために』（集英社／新書／2000）など。

思想とか価値観という、四次元的、五次元的な要素まで含まれている。その「父親というイメージ」が、3歳児の絵のように断片的な状態のまま止まっていたとすれば、それを埋めていこうとする動きが、心に起こっている可能性はあると思うんです。

リリー・フランキー＊さんの『**東京タワー**』＊もまったくそういうことだよね。「なぜ父親は、自分のことを途中でほっぽっていってしまったのか」。それをずっと追いかけるわけでしょ。それ自体が人生なんです。正しいとか間違っているとかじゃなくって、断片的なものを追い求めて完全にしたいということ自体が、生きるうえでのひとつの価値だと思うんです。それぞれが、想像で埋めていかなければならない。一人ひとりが推理小説を書いているようなものなんです。

藤井　なるほど。でも、埋めるって難しいですよね。名越先生もぼくの世代もそうだけど、親父は典型的な高度経済成長期の企業戦士で、家にも夜中にしか帰ってこないし、家族のことも顧みなかった。だから、親父のことはほとんど覚えてない。でも、日本の父親像というのは概してそんなものなんじゃないでしょうか。それは現代になって大きく変貌したかというと、父親の子育ての参加とか、終身的な会社との関係を見直そうという流れはできてきていますが、

＊リリー・フランキー
1963年生まれ。イラストレーター、小説家、エッセイストなど、さまざまな顔を持つ。「おでんくん」などの独特タッチのイラストで知られる。

＊『東京タワー』
扶桑社より2005年に刊行。正式タイトルは『東京タワー～オカンとボクと、時々、オトン～』。リリー・フランキーの実体験を元にした長編小説。「ボク」と「オカン」の日常と、ボクが4歳の時に別居した「オトン」との交流を描く。「本屋大賞2006」を受賞。社会現象となるほどの大ヒットを記録し、ドラマ化、映画化もされた。

それほど変化がないと思います。

自分と家族の関係が心に影響しているのは誰も異論をとなえないと思いますが、その関係が幸福なものであれ不幸なものであれ、濃いものであれ薄いものであれ、あると思います。といっても幸福だからいい影響、不幸だから悪いというふうではなく、反転することもあると思うんです。それは相対的なものだとしても、父親は子どもにとって暴力の象徴とか、わからずやの無理解の存在として「負」の象徴としてか、あるいはぽっかりと存在がないかどちらかで語られることが多い気がします。

父親の居場所がやせ細っていく

名越　今の40、50代の男が生きにくくなっているひとつの遠因として、「父親の居場所」がどんどんやせ細っているということがあると思います。今の父親は、時々いて母親の代行をするみたいな、ある意味パートさんのような役割になってきている気がするんですよ。その流れに乗れた人はいいんだけど、子どもとのコミュニケーションがうまくいっていない人は、どんどん居場所がなくなっていくという現実もあると思います。

藤井　そもそも40、50代の父親には居場所なんてたいしてなかったのではないかという仮説も成り立つわけですが。がんばらないと父親の居場所がないというような面もあります。がんばって「父親」を演じるというか、世間的な意味でがんばらないと父親として認めてもらえないという現実もありますよね。

名越　父親って、そもそも「実体」がないんですよ。母親というのは、実体そのものでしょう。おっぱいがあるし、子宮があるし、出産したという歴然とした事実がある。父親にはそういう事実や生物的な機能がない。つまり「虚体」なんです。だからこそ〝家父長〟という居場所をもうけていちばん上座に座らせて、できるだけ形式的、構造的に虚体を実体化させてきたんです。

藤井　社会的なジェンダーをつくり上げてきたということですね。

名越　とくに家族の中でね。でもそういう形式的・構造的なものが時代とともに失われてきた。昭和の終わり頃だったら、お給料も札束だったでしょう。だからまだ「一家の大黒柱」という見える化された記号があったんです。でも、最近はお給料も銀行振込に変わって、それすらなくなってしまったという。

藤井　役割が、子どもにまったく見えない。虚体どころか虚構というか。それを象徴しているなと思ったのが、以前、家庭内暴力のカウンセラーに取材に行った時のことです。待合室に行ったら、そこには包帯巻いてアゴに絆創膏はったりした中年の男性が何人かいた。間違えて外科外来に来ちゃったんじゃないかと思うほど。話を聞いてみると、「いやぁ、息子に昨日、やられてねぇ」なんて言うんですよ。当時は90年代半ばでしたから、**一柳展也**《いちりゅうのぶや》**の事件***が起きた10年以上後でしたけど、家庭内暴力が社会問題化して、どんどんひどくなっていった時期です。

それで、暴力を受けたお父さんたちにいろいろ聞いてわかったのは、彼らには、共通して「父親のイメージ」がなかったということなんですよ。

息子が荒れたり引きこもったりしているのに、モデルがないから、どう立ち振る舞えばいいかわからない。悩んでいるうちに息子がデカくなってしまって力もついてきて、喧嘩で負けて。それでアゴ殴られたり腕折られたりとかしてるわけ。その時の話はとてもショックで……自分も父親の明確なイメージや記憶がないからだと思うんですが。

名越　ぼくはそんなにたくさんの暴力をふるわれるお父さんを診たわけではないですけど、彼らからは、いわゆる世の中で言う「中性的な人」という印象を受けたんですよね。**バイセクシャル***とは違う意味の中性的。どう表現したらいいんだろう。なんか「ツルン」とした存在なんです。

藤井　ぼくの印象では、そのお父さんたちはみんな優しかったんですよ。優し

＊一柳展也の事件
1980年に起こった神奈川金属バット両親殺害事件。当時20歳の予備校生だった一柳が、両親を金属バットで殴り殺した事件。「受験戦争やエリート指向」の歪みが起こした事件だと話題になり、ノンフィクションやドラマのモチーフになった。一柳は1997年に刑期満了で出所。

＊バイセクシャル
両性愛者。男女いずれの性に対しても美的・情緒的・精神的な魅力を感じる、あるいは性的・肉体的な欲望を抱くような性的指向を持つ人。

＊日本でクルマが〜昭和30年

さゆえに、わが子からの暴力を受容してしまっている。そういうカウンセリングルームに来るような父親には、根っから暴力的で言葉が通じないような人はいないとは思いますが。

名越　あ、それすごくよくわかります。変な言い方かもしれないけど、そういったお父さんたちのイメージって、わかりやすく言うとファミリーカーみたいなもののような気がします。もともと、**日本でクルマが大衆化してきた昭和30年代**＊当時、クルマっていうのは男のためのものだったわけでしょう。**ビートル**＊にしたって**ベンツ**＊にしたって**クライスラー**＊にしたって、男の乗り物だった。

藤井　クルマは父親の象徴であったり男の象徴であったり、ある種、一家を支えていく力を象徴するアイテムだったんですよね。それが豊かになり、クルマが行き渡り、今やクルマを持つことの象徴性価値はゼロになった。

父親って、いつも何か記号的なものに置き換えられてきて、なおかつ、家族の問題ではだいたい父親が悪役だった。会社に人生を捧げて家族を顧みず、家事は女の仕事だと放棄し、父権や男らしさをふりかざし、時に暴力で子どもや妻を屈伏させ、語彙が貧困で、児童虐待の責任は男のほうの暴力の循環だとか、確かにいちいちそのとおりだと思うのだけど、だいたい悪いほうのベクトルで語られることのほうが多かった気がします。さきほどの名越先生の言い方をか

＊日本でクルマが〜昭和30年代
日本では輸入車ディーラーのヤナセが、第二次大戦後にメルセデス・ベンツやフォルクスワーゲンの取り扱いを開始。1958年（昭和33年）には、富士重工業が日本初の大衆車「スバル360」を発売。以来、トヨタ自動車の「カローラ」、日産自動車の「日産・サニー」などが発売され、日本における自動車の大衆化が進んだ。

＊ビートル
ドイツの自動車メーカー、フォルクスワーゲンの小型自動車。丸みを帯びたフォルムから、「ビートル＝カブトムシ」の通称で親しまれる。1938年のタイプ1の発売以来、大衆車として全世界でロングセラーを誇る。日本では、輸入車ディーラーヤナセが1952年から取り扱いを開始。

＊ベンツ
メルセデス・ベンツ。ドイツの

りると、それぐらい「実体がない」ということなのかもしれませんね。ということは、その実体のなさは継承されていってしまい、生きる力もなくしやすいという言い方もできるかもしれませんね。

「緘黙」の危うさ

名越　そうやって、どんどんお父さんたちの居場所がなくなっていく中で、**〝イクメン〟**＊なり、別の居場所を見つけられなかった人たちの最後の砦《とりで》が「緘黙《かんもく》」なんだと思うんです。つまり、ムスーッと押し黙る。みすぼらしい格好をしてね。

藤井　緘黙、ですか。それは、自分の立場がなくなってしまうことに対しての抗議みたいなものですか。

名越　そのとおりなんですが、むしろ、緘黙するしか自分の存在を表現する手段がなくなってしまってるんですよ。口ではお母さんに負けるし、子どもからはバカにされる。会社でも、絶対的な立ち位置を持っているわけでもない。あるいは、「俺はこれだけ頑張ってるんだ」っていう武勇伝をうまく家族に伝えられない。

自動車メーカー、ダイムラーの自動車のブランド名。価格は同じ排気量の日本車の1・5倍程度と、高級車の代名詞となっているが、母国ドイツではバスやトラックなどの商用車から大衆車まで幅広いラインナップが揃っている。

＊クライスラー
アメリカの自動車メーカー、ブランド。GMとフォードに次ぐアメリカのビッグスリーと称されるが、2007年に始まったサブプライム住宅ローン危機をきっかけとした世界的不況の影響を受けて、2009年に連邦倒産法第11章の適用申請を行い、約1カ月後に再生した。

＊イクメン
育児を積極的に行う男性のこと。2010年のユーキャン新語・流行語大賞でトップテンに入る。受賞者は4児の父として産休を取ったタレントのつるの剛士。

そういうふうに、家族に対して何も土産話がない人生を歩んでいくと、だんだんと自分が軽んじられていることを肌で感じ出すんです。その時の唯一の抵抗手段が、緘黙することなんですよ。むしろ、ある意味彼らは、等身大の自分をちゃんとわかっているといえるのかもしれませんが。

藤井 自分の立場のなさを理解してしまったがゆえに、緘黙するしかなくなるということですね。

名越 そうです。たとえば、家族でディズニーランドに行こうという時に、絶対に視線を合わせずに「俺はいいから、行っておいで」みたいな。この「行っておいで」という活字には、なんら否定的な要素はないんですけどね。で、お母さんが「お父さんもどっか遊びに行けば」と言えば、「いや、俺コンビニで食べてるから」とか。そうやって、「俺はこんなに働いているのに、おまえらだけが贅沢をしているんだ」ということを、暗に示すことでしか自己表現ができない。そこまで追いつめられてる人も、典型的には結構いるんじゃないかな。

藤井 自分という存在の「核」となるはずの家族の中ですら理解されなくて、結果「緘黙」する。これは、**抑鬱状態**[*]の時にはいちばんよくないことでしょう?

名越 そうです。言っても理解されないどころか、言えば一層攻撃されるとか、

＊抑鬱状態
ストレスや身体的な不調など、さまざまな原因で気分が落ち込み、身体になんらかの不調が現れる状態。抑鬱の程度が強く、一定以上の期間続く状態が鬱病とされる。

面倒くさがられるとか、忌み嫌われるとか。そういう確信がどこかにあるから、一切のアウトプットをあきらめ出す、あるいは強烈に拒絶し出すんですよ。

藤井　わかります。緘黙というのは、日本人の美学的な一面もありますからね。自分がじっと黙って耐えることで、家族を支えているんだみたいな思いもあるから、我慢しちゃう。言葉が少ないほうが威厳があるというか、背中で語るみたいなのがいいと思われているところもありますしね。

もともと口ベタだったり、無口な方もいるけれど、いっしょうけんめい言葉にするというトレーニングを免除されていると、だんだんと家族や誰かに弱音を吐くことが格好悪いというふうになってしまうんじゃないですか。それがいつの間にか、犠牲の美学なのか性格なのかごちゃまぜになってしまう感覚ですかね。それを続けていると、知らぬ間に自分が蝕まれる。緘黙を続けているうちに、誰にも相談できなくなるところまで追い詰められていくというケースを、ぼくたち中高年の世代は考えておく必要があるということですね。

毎日「ピンと来る」感覚を探そう

藤井　緘黙は、中高年男性の自殺率の高さの謎をひもとくひとつのキーワードかもしれないですね。働き盛りの男が生きる気力を失っていく過程は、そのまま他者や自分に対しても緘黙していく過程なのではないかと思います。

　労働問題をライフワークにされている経済学者の**熊沢誠**《くまざわまこと》*さんの書かれた『働きすぎに斃れて』という本があって、50件以上もの過労死・過労自殺の事例が紹介されているんです。そこに記録されている実態を見ていくと、ブルーカラー、ホワイトカラーを問わず、さまざまな職種の人が仕事や職場への責任感、ジェンダー的な男性規範、スポーツマン的根性、意地やつよがりなどを手放せずに仕事を抱え込んでしまい、過労のスパイラルから抜け出せずに自殺や過労死に追い込まれていく構図がよくわかるんです。

　「**無縁社会***」や「**孤独死***」とかもそうですけど、総じて感じるのは「会社人間」が会社や家族から切り離されちゃうと、他のタコ足的なコミュニケーションがまったくできなくなるという弱さ、そして名越先生が指摘するような、他者と苦しみをわかち合うようなコミュニケーションスキルのなさというか、心や口を閉ざしてしまうのは、中高年男性のどこか宿痾《しゅくあ》的なものを感じます。

名越　そうですね。コミュニケーションスキルがないというよりも、レールを外れてしまった時の方法論がわからないんです。そこにはやっぱり、親子関係をはじめとする、ぼくらが他者観や世界観、アイデンティティを確立する時に

＊熊沢誠
1938年生まれ。経済学者。甲南大学名誉教授。研究会「職場の人権」代表、NPO法人「労働と人権 サポートセンター・大阪」共同代表理事。50年以上にわたり労働問題を研究する。著書に『格差社会ニッポンで働くということ——雇用と労働のゆくえをみつめて』(岩波書店／2007年)、『働きすぎに斃れて』(岩波書店／2010)など。

＊無縁社会
家族、地域社会、会社をはじめとした人と人の関係が希薄になりつつある日本社会の一面を表した造語。2010年にNHKが取り上げたことにより注目を集めた。

＊孤独死
ひとり暮らしの人が誰にも看取られることなく、当人の住居内などで生活中の突発的な疾病などによって死亡すること。

関わったあらゆる人間とのコミュニケーションが不全になっていたのではないかということが考えられると思います。今も受け継がれていますが、ぼくらが受けてきた教育というのは、人間を既存の社会システムにムリヤリ適応させるための教育でしょう。そのために子どもの自発的な興味やコミュニケーションを否定して、矯正していく。それは、気づかずに子どもたちに精神的虐待を加えているのと変わらないと思う。その旧世代的な教育を優等生的に修練してきたのが今の40、50代くらいでしょう。

経済や社会システムがそれでうまくまわっていた時代はそれで幸せだったかもしれないけど、だんだんとそのシステムが破綻してきて、「じゃあどうするんですか?」といきなり言われても、それは困りますよ。今まで自発的に考えること、行動することを否定されて生きてきたんだから。今の大学生を見てもそれはよくわかりますよ。彼らは入学当時は物事に対して感想ひとつ言えません。

藤井　ぼくも大学生を教えていますが、それは非常に感じますね。個人差はあるけれど、感想が言えるようになるのって、やっと3年か4年になったぐらいかな。

名越　でしょう？　やっぱりそこが大きいかな。

高齢者の独居や地域コミュニティーの希薄化（都市化）が急増し、住居内で死後他者に気づかれず遺体がそのままとなったケースが増加し、近年の社会問題となっている。法的な定義はなく、警察庁の死因統計上では変死に分類される。

藤井　うーん、根深いものを感じますね。なんか、絶望的な気持ちになってきました（笑）。

名越　いやいや、そんなことはないと思うんです。何十年も閉ざしてきた感性を取り戻すためには、毎日、瞬間瞬間でぼくたちの本来持っている欲求に耳を傾けていくトレーニングをしていけばいいと思うんですよ。それはたとえば、今までコーヒーといえば喫茶店の場所代としか考えてこなかったのを、「今日の俺は**スタバのソイラテ***が飲みたいんだ！」っていう身体的欲求に気づくっていうことです。

藤井　えっ、そんな些細なことでいいんですか？

名越　いや、これがなかなか難しいものなんですよ。ぼくらが普通に使っているお箸にしても、３歳の子にしたらものすごい高度な技術であるように、できない人にとってはものすごく高度なことであると言ってもいい。

別な言い方をすると、「ピンと来る」感覚を大事にするということ。この感覚は、女性のほうが１００倍発達しています。女性は感覚の弁別がとてもうまいんです。雑貨屋さんに行ったとしても、「これ可愛い」「これあの子に似合いそう」とか、毎日ピンと来てる。感覚をひらいて選ぶことが大切なんです。これが快感だ、これが不全感だ、これが嫌悪感だという感覚に毎日ちゃんと気づ

***スタバのソイラテ**
アメリカ合衆国ワシントン州シアトル発のカフェ「スターバックス」のドリンクメニュー。エスプレッソにスチームしたての豆乳を注いだもの。

き出したら、急速に今まで閉ざしていた感覚を取り戻すことが可能なんです。毎日10回ぐらいトレーニングしたら、1年くらいでまともな感覚を取り戻すことができると思いますよ。実際、ぼくはそうやってきましたし。

□ しんどい時、人に会いたくない時こそ
何かに没頭しよう

□ ちょっとだけ、父親との「つながり」を
意識してみる

□ からだの欲求や、自分の感情を腑分けして、
受け入れる

□ ピンと来る感覚を探して、
判断をゆだねてみる

To Do List

第２章
閉ざしていた「感覚」をひらく

- □ ちょっとだけ「突き抜けた」感覚を
からだで覚える

- □ からだを動かして、湧き上がってくる感覚に
身をゆだねよう

- □ 瞑想などで、セルフコントロールに
チャレンジしてみる

- □ 没頭できるものを見つけて、
意識的に世間から離れる時間をつくる

第3章

「孤独」を手放す

ふとした瞬間に感じる大人の孤独が、
ちょっと癒される思考法とは？

◎アイデンティティを「分散」させる

「孤独」が人を妄想の虜にする

藤井　緘黙というキーワードでお話してきましたが、緘黙とはつまり、孤独な状態ですよね。

孤独や孤立という言葉はとにかくネガティブに使われていて、たとえば事件を起こした加害者の手記などを読んでいても、とにかく自分は孤独で、ゆえに人を殺して社会に復讐してやるというようなロジックで使われている。それを見ると、それほどまでに「自分が孤独な状況に置かれてしまっている」という認識が自尊心を崩壊させているのがわかります。

自殺した人の遺書や、未遂を繰り返している人の思いを聴いても、孤独という言葉が出てきます。本当は他の心の状況を孤独という言葉に置き換えているだけかもしれませんが、それを極端に恐れている人が多いのは確かです。ネガティブな意味で孤独になってしまったと思い込んだ状態の時に心に支障をきたすという構造は、間違いないのでしょうか。

名越　そこがいちばん根幹だと思うんです。ぼくは今まで精神科医としてやってきて、「孤独が人を鬱にさせる」と実感しています。けれど、今の精神医療の現場では、なぜ孤独が心身に悪影響をおよぼすのかというメカニズムがほとんど意識されないまま、治療が続けられていると思うんです。

藤井　どういうメカニズムなのですか？

名越　それは、「ぼくたちの頭の中は、人とのコミュニケーションがないと、どんどん妄想しはじめる」ということなんです。ぼくは、**仏教心理学***などを学んでいくうちに、このメカニズムを意識するようになりました。でもじつは、仏教心理学を知る前からそういう予感はあったんです。

たくさんの鬱病の患者さんを診ていた２０００年のはじめ頃、患者さんから「眠れない」という相談をよく受けていました。まずは、運動や食事などの行動で頑張ってもらうんですが、一向に眠れるようにならない場合は、軽い睡眠薬を出します。すると、最初はよく眠れるようになるんです。

ところが、しばらく経つと「なんか調子がよくない」とまた相談される。

＊**仏教心理学**
仏教の教義を心理学の立場から解釈し、心理療法に活用しようとする学問。

しっかり眠れているのに、調子がよくないと。その理由が3、4年間わからなかったんです。

それで、よく聞いていると、少なくとも2人に1人は、睡眠時間を8時間とすると、2〜4時間は布団の中でずっと起きていることがわかった。そして、その間何を考えているのかといえば、人にフラれたこととか、まわりに疎まれているとか、会社に行ったらどんなイヤミを言われるんだろうとか……ネガティブなことばかり。それが、心にものすごく大きな影響を与えていることが見えてきたんです。つまり、「孤独」というのは「自分の心をコントロールしにくい状態」なんですよ。

藤井　悪いのは「孤独」という状況そのものではなく、そこから生まれるネガティブな思考や心の在り方の問題ということですね。

名越　そう。孤独というのは「ひとりでいる状態」じゃなくて「ひとりでいることによって、妄想の虜になっている状態」。自分ひとりでいると脳が暴走するのを止められない。これが孤独の悪影響なんです。

たとえば、仮にひとりでいたとしても、精神を集中して何かひとつのことを考えるとか、本をじっくり読んでノートにつけるとか、そういったことをしている最中には、ネガティブな妄想は起こらない。起こるとしても、非常に少なくなります。

藤井　自分を取り巻く世界からポジティブな意味で「孤独」になるということは、自我と向き合い、内観をしていくような、自分の精神を強くしていくことにもつながる。同調や同化を拒絶するという在り方です。しかし、人間はなかなかそうはいかない。そうなると、心が妄想の虜になっている状態をいかに回避するかが鍵というわけですね。ぼくはパニック発作で悩まされていた時にはそういった妄想の虜になることは幸いにしてなりませんでしたが。

話すだけで、心は軽くなる

藤井　孤独に絡めとられないためには、人に自分の話や問題を伝えることって、非常に重要じゃないかと思います。ぼくはある時、自分のパニック障害のことを人に伝えようと思ったんです。それは、いろいろな人の同じような病についての手記を読んだせいもあるし、こういうことは人にわかってもらっておいたほうが仕事をしていくうえでスムーズなんじゃないかと思ったからです。それでまずは、自分で自分の背中を押すためにブログに書いてみた。それからメルマガでも配信したりツイッターでもちょこちょこ書くようになりました。

当時、以前からリスペクトしていた**内澤旬子**《うちざわじゅんこ》*さんがＰＲ誌に連載していた、乳ガンの「闘病記」にも、背中を押された部分があります。のちに**『身体のいいなり』***という本になるのですが、毎月、楽しみでしょうがなかった。ありがちな「生きることのすばらしさ」のほうへ持っていくような予感がしなくて、淡々と身体の不調と向き合って、それに対して自分でできることをしていくというスタイルに引き込まれたんです。

　周囲に打ち明けても協力が得られなかったことや、フリーランスだからお金がカツカツになっていく過程も冷静に書かれている。乳ガンの話にとどまらず、子どもの頃の話とか、彼女「全体」のことが書かれていて、いわゆる「闘病記」じゃないところが何より読み物としておもしろかったんです。

　それを読んでいくうちに、騒がれたくもないし、ギクシャクするのも面倒くさいけれど、それでも周囲に伝えないと自分の不具合と向き合えないということがわかってきたんです。

名越　誰かが自分の問題を知ってくれているって、すごく大事です。それをぼくは、「命綱」と個人的に呼んでいるんです。ある程度自分のことを把握してくれていて、時には自分の話を「ああそうですか」と、ただ聞いてくれたり、たまに助言してくれたりする人がいるということは、それだけで本当に命綱に

＊内澤旬子
1967年生まれ。イラストレーター、ルポライター。文化・食・本などをテーマにした、独特の視点と緻密な画力を生かしたイラスト・ルポルタージュを得意とする。著書に『世界屠畜紀行』（解放出版社／2007）、『飼い喰い　三匹の豚とわたし』（岩波書店／2012）など。

＊『身体のいいなり』
内澤旬子著。朝日新聞出版より、2010年に刊行。38歳で乳ガンに冒された闘病体験を軽妙な筆致で綴るエッセイ。第27回講談社エッセイ賞を受賞。

なると思います。

藤井　それはわかる気がします。ネットを通して心中するために会った人たちが、互いの理解者になって死ぬのをやめたという話も、そういうことですよね。一緒に死のうという極限状態を共有して、死への道連れだったはずの出会いが反転して「命綱」になったという。

そういえば、ある時弟とラーメンを食べに行った時のことなんですが、ラーメン屋の「ハイいらっしゃい！」の声がデカすぎて、過呼吸を引き起こしそうになった。デカい声そのものがぼくにとっては騒音にしか聞こえない時期です。気合の入ったラーメン屋の声ってデカいじゃないですか。「いらっしゃい！」から「おまちどおさま！」まで、もちろん悪気はないし、いいことなんだけど、ぼくには辛かった（笑）。もう、全然食べられなくなっちゃったんですよ。そうしたら弟がぼくの異変に気づいて、「大丈夫か？」って聞いてくれた。「よし、文句言ってやろうか」って言うのですが、そんなことしていいわけない（笑）。結局ぼくは食べ残して外に出たのだけど、彼には感謝をしています。

名越　ラーメン屋を黙らせることはよくないけど（笑）、それはすごく救いになったでしょう。

藤井　はい（笑）。弟にはわりと早い段階から伝えていたので。

名越　ぼくは、そういうふうにお互いの心が響き合うことを、「呼応」と呼んでいます。限定された意味ではあるけれど、呼応することは癒しに通じているんです。呼応する能力というのは、本来人間の身体が持っている普遍的な能力であり、生きていくための必要欠くべからざる能力であると思うんですよ。西洋人だって、背中をさすり合ったりしてますよね。むしろ、直接的な身体接触は西洋人のほうが多いと思います。日本人は身体接触をあまりしない代わりに言葉やうなずき合う、あるいはお互いの意見を呼応させる、和を以て尊しとして呼応し合う。そうやってお互いを癒し合っていくものなんです。

藤井　ぼくがはじめて病気を仕事仲間にカミングアウトしたのは、当時パーソナリティを担当していたラジオのプロデューサーやディレクターと、番組MCの相方でした。オンエア中に過呼吸がはじまりそうになると、当然、その場では説明できないですからね。こちらは発作が起きているのに、仕事仲間からは「藤井さんがなんか噛んでる」とか「苦しそうだ」くらいにしか思われてないのもツラいじゃないですか（笑）。

そこから、なるべく明るく言うようにした。すると、意外なことに多かった反応は、「じつは私も」というものだったんです。同じパニック障害を患っていた小説家の白石一文さんと知り合ったことはすでに言いましたが。そうすると、さらにいろんな人の話が男女関係なく集まってきた。意外によく知っている男の同世代も「じつは……」って話してくれたんだけど、パニックにいちばん遠いようなイメージの男ばかりで驚きました。

名越　カミングアウトに対しての呼応が起こったんですね。それは、あなたの癒しにもなっていると思います。

藤井　ええ。だいぶラクになったと思います。相手から体験談を聞くことも増えてきました。身近な人が神経症的な症状や鬱で苦しんでいたり、いろいろな「苦しさ」が集まってきた。自分が話すことによって、誰かの話も聞くという循環のようなものができたんです。カミングアウトというと一方的に自分のことを聞いてもらうだけというイメージだけど、違うんですね。吐露して傾聴するという循環が自分の過去や状況を織り直すことになって、癒しになっていくものなのかなと思いました。そうそう、内澤旬子さんとも対談でお目にかかれました（笑）。

人に話すとなぜラクになるのか

名越　呼応することで癒しが生まれると言いましたが、それがなぜ癒しにつながるかというと、アイデンティティを分散させているからなんです。簡単に言うと、理解者を得ることによって、その人に自分の心の荷物をちょっと背負ってもらうことです。

たとえば、１００万円がかかっている勝負をしなければならないとします。これにひとりで挑んだら、ひとりで１００万円のリスクを背負わなければいけませんよね。アイデンティティを分散している状態とは、この１００万円を、みんなにちょっとずつ担保してもらっている状態なんです。

自分自身の力でどうにかしなければいけない問題があった時に、いろんなところに自分の理解者がいるとします。あそこに自分をわかってくれている人がいる、こいつとも何か一脈通じている。するとその人たちは、もはや他人ではなくて、自分の一部になるんですよ。

聞いてくれる人がいる、支えてくれる人がいるということだけで気持ちが全然違ってくるんですよ。あの人にも認知された、あの人にも認識されたという時、自分だけで悩みを全部を背負っているという危機感から、すごく解放されるんです。

別な言い方をすれば、居場所を増やすっていうことですね。日本人にとって、居場所＝所属はアイデンティティとほぼ同義だと思っていいと思います。

藤井　今のお話につながるかわかりませんが、さる著名な格闘家が子どもの頃、すぐ過呼吸になってしまっていた。とにかく何を見ても過呼吸になっちゃって、何もできなくなっちゃう。そこで彼は、それを克服するために、**アントニオ猪木**[*]さんに弟子入りした。で、猪木さんの弟子になったら出ないようになったという話を聞きました。

名越　アイデンティティの分散が起こったんや！　半分猪木になって。

藤井　そういうことですね。それもかなりドラスティックな。

名越　だから、アイデンティティの確立とかやめなさいって（笑）。アイデンティティは分散させろと。別な話で言えば、「お守り」を持つということも、ある種のアイデンティティの分散だと思うんです。お守りが小さな「自己」になるから、ちょっとずつ支えてくれるんです。

藤井　お守りですか？　パワースポットめぐりには興味ないけど、もともと神社仏閣は好きだし、持つ習慣はあるけれど。神頼みじゃないけど、パニックの過呼吸がひどい時期はやたら神社仏閣に行ってました。なんとなく気分を鎮めに行っていただけですが。手を合わせて何か願い事をするのも、神様や仏様に苦しみを受け持ってもらおうとする行為ですものね。お守りもその延長ということですか。

＊アントニオ猪木
1943年生まれ。プロレスラー。移住先のサンパウロで力道山にスカウトされ、同年にデビュー。新日本プロレスの創始や異種格闘技戦で活躍し、プロレスファンのみにとどまらない人気を得る。1998年、東京ドームでドン・フライと対戦し、グラウンド・コブラツイストで勝利し引退。

名越　そうそう。そして、さらなるアイデンティティの分散が、「感謝」なんですよ。「ありがとう、ありがとう、あの人にも幸せになってもらおう、この人にもラクになってもらおう」ということ。これが最強のアイデンティティの分散なんです。

◎相談上手になろう

相談相手の見極め方

藤井　誰かに自分の悩みやツラさを理解してもらうことは重要だと思うんですが、そう簡単にいかないのがツラいところですよね。若者の場合、「自分は誰からも愛されていないのではないか」という悩みは、〝横〟のつながりの中で解消していく、「生き方のワーキングシェア」をしていけばいいという言い方もあるけれど、それは歳を取れば取るほど難しくなると思うんです。歳を取るほどに、仕事の責任や若い頃にはない問題が出てくるじゃないですか。すると、自分が抱える悩みや問題を、自分が属している枠組みの中で消化するというのは難しい。

名越　難しい。愚痴ひとつ言うにしても、相手が自分の背負っているものすべてを理解してくれているわけではないし、悩みも複合的になってきて、自分自身にもわからないことだって出てきますからね。

中年以降になると、さまざまな問題が網の目のように重なっているから、悩みひとつとってみても、それを理解するとなると自分と同じ立場じゃないと不可能だと思います。いやむしろ、同じ立場でも難しいんじゃないですか。

藤井　先に触れた熊沢氏の本にもありますが、警察庁が公表している自殺者遺族への調査資料だと、その原因は「健康問題」「経済・生活問題」「家庭問題」を筆頭に、6パターン程度に分類されているんです。でも、自殺の理由なんて、本当はもっと複合的なはずでしょう。繰り返しますが、自殺の原因は本当の意味で遺族にはわからない場合が多いです。

でも、遺族としては、仕事がうまくいかずに大変だったんだろうなとか、**リーマン・ショック***以降、景気が悪くてリストラされて大変だったんだなとか、納得したいがために、理由を当てはめようとします。それは大事な「**喪の作業***」のひとつかもしれないけれど、本質につながるかというとこれもかなり難しい。酷な言い方をすると、自殺者がどういう複合的な問題で苦しんでいたのか、なぜそれを相談できなかったのかといった、まさに、亡くなった人の内面を見るということは、詳しく書かれた遺書でもない限り、残された人にはものすごい、身を切るような努力が必要になってきます。

当たり前だけど、第三者が遺族に、あの人が自殺した本当の理由は違います

＊リーマン・ショック
2008年9月15日に、アメリカ合衆国の投資銀行であるリーマン・ブラザーズ・ホールディングスが破綻し、世界的金融危機の引き金となったことを指す。

＊喪の作業
対象喪失に対処していく心のプロセスのこと。

よなんて言えないし。医師もなかなか言えないと思うんですね。警察も、そんなところまでは見ない。だからそこで、その人の死は封印されてしまうわけなんです。もしかしたら、自殺した本人すらわからないかもしれない。

名越先生が言うように、年齢を重ねたうえの自殺の要因の絡まった糸をときほぐすのは難しい。社会的に成熟した大人が孤立して妄想の虜になってしまうまでの心のストレスの質というのは、若い頃とはまた性質が違うのではないでしょうか。

名越　あー、それはわかります。若い頃の孤独って、自分が愛されているのかとか、あの人は本当に友達なのかとか、もっと自分に関心を持ってほしいという部分が強いんだけど、歳を取ってからの孤独って、気づいたらどこにも居場所がなかったとか、誰ともつながっていなかったとか、もっと即物的なものですよね。もっと言うと自分の人生ともつながってなかったことに気づいてしまうとか。

藤井　「孤独死」に関係したドキュメンタリーなどを観ていても、だいたい中高年が鬱病と診断されるのって、会社辞めた後とかリストラされた後なんですよね。自分の「所属」に自信を持っていたから、それがへし折られるといっきに自分の実存が崩れるという。

名越　それはあるねー。

藤井　でも、家族に悩みを打ち明けることって、そういった「弱い」自分が許せなくなってしまうし、何より恥ずかしいということがあると思います。会社の中に**産業医**＊がいて、何かあったら相談できる環境にある人は増えてきているとは思いますが、それもなかなかハードルが高い。仕事ができないという烙印を押されちゃうということが怖くて行きづらい。「使えないヤツ」というレッテルを貼られて部署をたらい回しにされたりね。

名越　自己イメージの崩壊っていうこともあると思うしね。それに、産業医に相談したとしても、家族がそのことに対してある種の被害者意識を持ってしまうというのは、ぼくはよくあることだと思うんです。「自分たちが支えられなかったからだ」あるいは「自分たちが役に立たない存在のような気がしてしまう」とかね。そういうことも起こってくる可能性はあると思います。

藤井　雑駁な言い方をすると、家族に対して深刻な悩みをカミングアウトすると、関係性が変わってしまって面倒なことになるという意識もあると思う。ぼくは血縁関係の家族で話したのは弟だけです。弟はこういうことに対して知識もあるし理解もあるので、協力者になってくれました。でも、家族であれ友人であれ、「ああ、この人に話してもわからないだろうな」という予感がはたら

＊ 産業医
企業などで労働者の健康管理などを行う医師。労働安全衛生法13条にて、すべての業種において、常時50人以上の労働者を使用する事業場ごとに1人以上、常時3000人以上の場合は2人以上の産業医を選任しなければならない。なお、治療はしない場合が多い。

くんです。「酒の飲みすぎじゃないか、仕事のしすぎじゃないか」ぐらいで納得しようとするというか、その話題から逃げようとするのが普通です。要するに面倒くさい話題って思われがちなんですね。

人の悩みや問題って、それが自分の人生の中で培ってきた経験から処理できない場合、理解するのが無理というか、理解するのが面倒くさいということはあると思います。

たとえばレイプ被害に遭った女性が二次被害としてショックを受けるのは、意外にも家族、それも同性である母親の無理解ということも少なくないんです。「それはあなたに隙があったからだ」というようなステレオタイプ以下の反応をされてしまうことだってある。それがわかっているから、相談できないんですよね。実際にたくさんあるんですよ、「言うんじゃなかった」っていうのが。

名越 そういう二次的被害はキツイですよね。やっぱり世の中には深刻なことを受け止められる人とそうでない人というのがいるんですよ。だから、相談する相手は選んだほうがいいですね。それは親しさの問題じゃない。

藤井 「この人にはわかってもらいたい」みたいなヘンなチャレンジ精神は起こさないほうがいい？

名越 それは絶対そう。ぼくの経験で言えば、物事を合理的に考えすぎる人ほどダメですね。あと、途中で話の腰を折って結論を言おうとするような、直感的に物事を理解しすぎるような人も。こういう人たちは往々にして解決策や結論を急ごうとしてツラさや感情に同化してくれるプロセスを省いてしまいがちなので、自分のエピソードをないがしろにされた感じがして、相談することでかえって傷つきかねない。

態度で言うと、何か話を振った時に、ちょっと姿勢を変えて向き直って、こっちの目を見てくれる人がいい。ながらで聞く人は絶対ダメだと思う。これ重要なポイントだと思います。

藤井　場と時間と空気を切り替えてくれる人ですね。

名越　そうそう！　そういう人です。

話にオチをつけるのをやめよう

藤井　以前、ぼくの受け持っている大学のゼミで「無縁社会」と「孤独死」について議論していたら、「これは『相談力』の男女の差の問題もあると思う」と発言する女の子がいて、みんなの意見が一致しました。つまり、人に自分の悩みを伝えて共有してもらう能力が、女性のほうがあると。それは中高年に限らず、同世代の男子についてもそう感じるそうです。
彼女たちいわく、女はまだまだ社会的期待値が低くて、男が受けるようなプレッシャーも少ないし、プライドを背負うこともないから、自分のツラい部分を人に受け持ってもらうことに抵抗が少ないんじゃないかというわけです。
もちろん、彼女たちは彼女たちなりに、「結婚しなければならない」といった地方の共同体的なプレッシャーは背負っているわけだけど。

名越　まったく彼女たちの言うとおりですね。なぜ男に相談力がないのかというと、本質的に自分の問題について語ることを恥とするという文化的背景以上に、「語り方がわからない」ということが大きな理由だと思います。あるいはそれ以前に、何が問題なのかの輪郭がとらえ切れていない状態。

藤井　それはよくわかります。ぼくも自分に何か問題があったり課題があったりした時に、誰に相談していいのかもわからなかったし、語り方がわからなかった。今名越先生がおっしゃったふたつの指摘ですが、まず「自分の問題を語ることを恥とする」ことについて。これは男の沽券や体面に関わってくるということですね。ここに日本的な文化的背景があるということはどういうことでしょうか？

名越　それは、日本社会では相手との関係性を重視するあまり、話が受け入れてもらえなかった時に関係性が微妙に変わってしまうのを極端に怖がってしまうっていうのがあると思いますね。一般的な言い方をすると、打ち明け話や相談をして、それを相手が受け入れられなかった時に気まずくなってしまうとか、なんか重い空気になっちゃって「間」が持たなくなるのに耐えられないんです。

男の会話っていうのは目的論的なので、どういう目的があってこの話題を振る意義があるのかということを考えてしまう。笑わせるのか、問題の解決方法を探りたいのか、目的がないと話しづらい。つまるところ、オチのない話をしてはいけないような気がする。

藤井　ありますねー！（笑）

名越　世の中にはオチのつかない話なんていっぱいあるよ。それこそ悩みなんて、オチのない話の代表選手みたいなものじゃないですか（笑）。

オチのない話を引き取れないっていうのはちょっと問題ですよ。話にオチをつけなければいけないという脅迫性って、お笑いブームの頃からその傾向はあったと思うんだけど、決定的になったのは**『踊る大捜査線』***くらいからじゃないかと思うんですよ。『踊る大捜査線』って、20秒に1回くらい会話にオチがくるようになっている。あと、たとえば**有吉弘行**《ありよしひろいき》*さんと**マツコ・デラックス***さんの対話の絶妙さとか。どんな話にもちゃんとオチをつける。あの2人は天

＊『踊る大捜査線』
1997年1～3月に放送された織田裕二主演の警察ドラマ。その後もシリーズ化され、テレビドラマをはじめ、映画、舞台などでも展開。

＊有吉弘行
1974年生まれ。お笑い芸人。名前の読み方は「ひろゆき」ではなく「ひろいき」。1996年、お笑いコンビ「猿岩石」として日本テレビ系の人気バラエティ番組「進め！電波少年」に出演し、ブレイクするも、ほどなく人気は低迷（当時はボケ担当）。2004年に猿岩石を解散し、ピン芸人として復活。品川庄司の品川祐に「おしゃべりクソ野郎」というあだ名を付けて以来、あだ名命名と強烈な毒舌キャラで再ブレイク。

＊マツコ・デラックス
1972年生まれ。コラムニスト、エッセイスト、タレント。ゲイ雑誌「Badi」の記者・編集者を勤めながら、新宿二丁目を

才ですから、あれがスタンダードだと思っちゃいけない。

藤井　確かに、日常的にあのトークのクオリティを求められるのはキツイ。

名越　だから、男はもっと、女性の会話術を学んだほうがええのよ。ＡＫＢの**こじはる（小嶋陽菜）***の**この間の総選挙***の時のコメントなんてすごいよ。「あのー、私、順位なんか気にしてないと思われてるみたいですけど、じつはすごい気にしてるんです」で、ドッカーンですよ。何のオチもない！

藤井　オチもヒネリもない！（笑）

名越　そうそう（笑）。でも、何かそこに彼女固有のペーソスがあるの。なんなんでしょうね（笑）。だからいいんですよ、オチなんてなくって。

それから、会話の「間」を取り持ってくれるアイテムや要素も、結構重要だと思いますよ。禁煙ブームで喫煙者がだいぶ減ったけど、男がそういうオチのない話をする時の間を取り持ってくれるのがタバコだったと思うんですよね。ちょっと間ができても「ふーっ」と煙をくゆらせることで、その場の空気に締まりが出るような。まあ、タバコを必要以上に推奨するわけではないけれど。ウイスキーのグラスを傾けながらとか、麻雀やりながら「うちの子、中学受験したんだけど、３つも落っこちちゃって……あ、ロン！」とかね。

藤井　間合い、の大事さということですよね。互いの言葉をゆっくり待ってい

中心にドラァグクイーン（男性が女性の姿で行うパフォーマンスの一種、あるいはパフォーマー）として活躍。ＢＷＨすべて１４０の女装というビジュアルに、歯に衣着せぬ毒舌が人気を呼びブレイク。

＊こじはる（小嶋陽菜）
１９８８年生まれ。アイドルグループＡＫＢ48のメンバー。天然キャラの正統派美女。２０１１年から２０１３年３月25日まで、情報バラエティ番組「ＰＯＮ！」に月曜レギュラーとして名越とともに出演していた。以降は金曜日レギュラーとして出演。

る時の瞬間的なものが間合いだと思いますが、これと感じられる相手だと安心して言葉を探せますよね。ぼく自身もそうありたいと思っていますが。

無駄話をゆるく楽しむ

藤井　確かに、人に相談するにしたって、「アドバイスをもらう」とか明確な目的がないと、自分のことを語るのってためらっちゃいますよね。語り方がわからないというか、入口がわからないんですよね。

名越　そうですね、たとえば女性の場合は、恋バナを入口にして自分のことを語りますよね。恋愛という型に当てはめて自分の問題を語っている。

でも、彼女たちが恋愛を語ることによって、男性的視点、論理的な視点から成功しているかといえばそうでもないんですよ。よく恋バナをする子の中にも失敗してる人はたくさんいますよ。ぼくが3回くらい失敗のパターンを聞いて、「あなたそれ、同じパターンと違う?・」と言うと、はじめて「ひえ〜」って言うんですよ、もう28歳とかの子が（笑）。

だからその語りというのは、問題解決的な視点からの語りではないんです。じゃあ恋バナって一体何のためのものなのかというと、どちらかというと、

＊この間の総選挙
2013年5月21日〜6月7日に行われた、AKB48の32枚目のシングルの選抜メンバーを決めるためのファンによる投票イベント。小嶋陽菜は速報時20位と出遅れたが、最終的に9位に浮上。結果発表の生中継の際には、「私も少しは順位を気にします」「来年もし総選挙に出ることがあったら、少しでよいので速報前に投票お願いします」と語った。選挙結果は、1位指原莉乃、2位大島優子、3位渡辺麻友。

「自分はこう生きてきた」っていうことの確認じゃないですか。つまりコミュニケーションなんです。「自分はこういう人間なんです」ということを知ってもらうための語りなんです。でも、男にはそれがない。そこの領域の差がありますね。

藤井　なるほど。他愛ない話に聞こえるかもしれないけど、それが女性が自分を語ることの入口になってるということなんですね。

名越　そう。たくさんの相談を受ける中で、女性にとっていちばんの大きな課題のひとつは恋愛、恋バナなんですね。その中で自分はこうやって生きてきた、こうやって失敗した、これから先はこう変えていこう、ここから先は生まれ変わるぞ……と、問題を整理して前を向くことができる。つまりパッケージして、パックのままでポイッと捨てることができるようになるんです。

藤井　なるほど、無意識にそうしてるわけか。では、男が自分を語る際に、女性の「恋バナ」に対する型のようなものはあるのかな……。

名越　男が自分を語る時に重要なのは「衝動」だと思うんですよ。「衝動で語る」。

藤井　ほう、衝動で語る、ですか。それは型というものではなくて、何か心に蓋をしてきたものを、蓋をはずしてばーっとぶちまけるようなイメージなんでしょうか。

名越　いや、全然、もっと日常的なことです。たとえばこの間、**ビビる大木***さんがぼくの顔を見るなり「先生今日のＮＨＫ見ました?」って言ってくるんですよ。何のことかと思ったら、幕末を扱った歴史番組のことで、それを延々と語ってくるんです(笑)。ぼくも幕末好きだから、わかるだろうと思ってくれたんでしょうね。なんかそういう、「こいつにこの話をしたいんだよ!」みたいな衝動ってない?

藤井　あります。でもそういう「衝動で語る」って、物事を面白がれるツボが同じとか、波長やセンスの合う相手としかできない感じですね。顔を見合わせたとたん、とりとめのないことが口をついて出てくる相手。沖縄に、いつも会うなりそういう感じになる一回り年下の男の友人がいますが、年齢や性別は関係ないですね。まあ、「男」と「女」の性別でハッキリ分けることもできないとは思うけれど、コミュニケーションの傾向は違いがあるということですね。

名越　そういうのもっと大事にしていこうよ。もう、仕事以外のシーンは、はじめの10分は衝動で話すタイムにしようや。そういうところから、いい意味の無駄話というか、毛繕い話ができるようになるよ。ぼくなんか、藤井さんの顔見た瞬間に語りたいことが出てくるもん。っていうかぼくら、会った瞬間から

＊**ビビる大木**
1974年生まれ。「こんばんみ〜」でおなじみのお笑い芸人。名越が出演する「ＰＯＮ!」の月〜水曜のＭＣを務める。

しゃべってるよね（笑）。

藤井　だから編集者が困ってるじゃないですか、なかなか本題に入ってくれないって（笑）。

◎善友と付き合う

「利用価値のある人間」にこそ友情が生まれる

藤井　自分の持っている人的資源の中で、誰に自分の問題を話すべきかというところでまず悩みますよね。変な話だけど、「じつは俺、心臓がよくないんだ」とか「脂肪肝って言われた」とか、内臓系の病気だったら言いやすいけれど、「じつは俺、鬱っぽいんだ、パニック障害なんだ」とは言いづらい面がありました。

名越　わかります。親友にだって、なかなか弱みは見せられない。

藤井　理由のひとつには、やっぱり「恥ずかしい」っていうのがあるんですよね。ぼくの知人の建築現場の親方もパニック障害を経験したんですが、誰にも言えずにすごく苦しんでいました。同僚は屈強な男たちの集まりだから、言うとナメられるという意識があったみたい。

自分の状態を理解して共感してくれる人的資源というのはじつは男社会の中

では稀だし、それに、ほとんどの人は心の問題なりデリケートな問題に対してどう対処したらいいのかわからないから、一晩飲めば治るとか、一晩寝れば治るよ程度に流されてしまう。だから、自分の持っている人脈や人的資源に助けを求めることは不可能に近いこともあります。

名越　そのとおりだと思います。デリケートな問題って、「変速ギア」を持っている相手じゃないと相談できないと思います。つまり、相手によって自分のリズムを変えられる人ですね。たとえば、誰々と話す時は「5」で行こう、小さい子どもと話す時はＬＯＷで行こうとか。ぼくの見た限りでは、「変速ギア」を持っている人は、本当に少ないです。

藤井　悩みを話せる人的資源に恵まれていた時点で、その人はすでに救われているということですよね。40、50代になると、そういう人的資源を持っていてもいいはずなんですけど、じつはそうでもないんですよね。

名越　ええ。それはやっぱり、大半の時間を仕事に費やしているからですよね。別に**銭ゲバ**＊仕事の人脈しかない……ああっ、心臓が苦しくなってきた（笑）。別に**銭ゲバ**じゃなくって、楽しいからやってるだけなんですけどね。たとえ仲のいい人がいても、仕事のつながりだとある程度のスピード感と調和性が求められるから、「折り入って相談があるんだけど」とは言えないですよね。

＊銭ゲバ
俗に、守銭奴、金のためならなんでもするヤツという意味で使われる、銭とゲバルト（暴力行為）を掛け合わせた造語。ジョージ秋山のマンガ『銭ゲバ』のヒットにより広まった。主人公の名言は「金のためなら、何でもするズラ」。なお、ジョージ秋山の造語なのか、それ以前から存在した言葉なのかははっきりしない。

藤井　社畜とか会社人間とか揶揄されるけど、あれはみんな嫌々やっているわけではない。やっぱり、仕事は生き甲斐ですからね。もちろん、仕事の人間関係の中でもそれを超えた友人ができればいい。仕事でできた関係が違うレイヤーでつながっていくことだってあるはずです。

じゃあ、生まれ育った地域や地元のつながりならどうかというと、これも難しいかもしれない。子どもの頃のイメージが固定化されているから。それに、ぼくは地元があまり好きではなくて出てきたので、故郷に錦を飾るならいいけど逆はムリという心情がすごくわかります。

名越　そうですね。田舎の商店街なんて左前だし、そこで生活することを選んだ友達も非常に苦しい思いをしていたりしますしね。

ぼくの場合、異性の友達には救われましたね。10年ほど前めっちゃしんどかった時に、10時間ぐらい話を聞いてもらって、ぜんぶ吐き出したことがあります（笑）。

藤井　確かに、同性の友達に言いづらいことでも、異性の友達になら言えることはある。ぼくの実感ですが、こと心の問題に関しては、男のほうがタブー意識が強いと思いました。ぼくの場合、同性愛者の友人にも話を聞いてもらったな。彼らが皆話を聞くのがうまいというわけじゃないけど、**ヘテロセクシャル**＊

＊**ヘテロセクシャル**
異性愛者。同性愛者（ホモセクシャル）たちが異性愛者を呼称する際には、ストレート、ノンケなどと呼ばれることもある。

では受けない差別とかを受けたり、誰にもいえない苦しさを味わった経験がほぼあるから。

名越 仕事の利害関係がなくて恋愛関係にない異性の友達って、ある程度お互いをリスペクトし合っているからこそ続いているわけじゃないですか。だから、同性には言いづらいことでも話せることがあるんでしょうね。あ、でも藤井さんは同性だけど結構何でも話せるな。

藤井 それはぼくらが「おばさん的」だからだと思います（笑）。それはさておき、ある程度深刻な話を打ち明けると、男でも女でも、表面づらだけの友達なのかどうか、ちゃんと話を理解しようとしてくれるかどうかでわかってしまうというところはあります。

名越 友達のことを最初から買いかぶらないほうがいい。「この人ならわかってくれる」という期待を抱くくらいなら、カウンセラーに頼ったほうがいい。なぜなら、期待どおりの反応をしてくれないと、失望というかたちを変えた「怒り」が生まれるからです。

藤井 ああ、それはよくわかります。それを伝えたことによって距離が縮まった友人・知人もいるし、そうでなくなった人もいる。それは仕方がないことだと思います。変な言い方だけど、ぼくはパニックを経験したことで名越先生とこうして話ができるようになって、前よりよく会うようになった（笑）。

名越　誤解を怖れずに言うと、ぼくは利用価値のある人間関係にこそ友情が生まれるものだと思うんですよ。利用価値っていうのは、使い捨てる感じじゃなくて、「この人にはお世話になりっぱなしだなぁ」みたいに、あくまで自分自身が心から感謝を感じる相手を、ぼくらは親友と呼ぶんじゃないかと思うんです。

藤井　その感覚、とてもよくわかりますよ。

いい影響を与えてくれる人と付き合う

藤井　そういう意味で言えば、ぼくは、いちばんしんどかった時、会う人を絞り込むことによって逆に力をもらうことができたんです。やっぱり当時はあまり人に積極的に会いたくなくなってしまって。でも食べていかなければならないから、本当に自分が「会いたい」と思う人にだけ会うようにして、仕事につなげるようにしていました。すると自然と力が漲るのがわかって、これが〝人薬〟じゃないかと思いました。

名越　会うことでパワーをもらえる人って、絶対にいますよね。逆に、パワーを吸収されちゃう人も。それは完全に各々の相性だと思うんだけど、「大好きだけどこの人と一緒にいるとどんどん落ち込んでしまう」とか、逆に「別に共通の話題も少ないんだけど、自分のいい面を引き出してくれるなあ」とか、そういうのは絶対にある。

仏教には「善友《ぜんゆう》」という言葉があるんですが、会うとパワーをもらえる人っていうのは、まさにこの善友ですね。善友にはいろいろな要素があるんだけど、中でも大事な要素は、「相手の可能性を肯定する」ということなんです。お気楽ということでなく、相手が何かしようとしている時「いいんじゃない」と、背中を押してあげられる人。そういう存在は大切ですよ。そういう、自分に好ましい影響を与えてくれる人を引き寄せて、負の影響をおよぼす人を遠ざけるというのは、生きるうえでの一大テーマだと思います。

藤井　今思うと、しんどかった時期は、自然と新しいことをやろうとしている人にインタビューしてましたね。全面的に「応援したい」と思う人を選んでいたんです。つまりそれは、ぼく自身が彼らの善友であろうとしたということなのかもしれないです。ぼくはインタビュアーだから受け入れる側であったけれど、そういう関係って、受け入れる側であってもパワーをもらえるものですね。

名越　本当にそう思います。ただし、人間の場合、相手もこちらのパフォーマンスに期待するわけだから、本当にしんどい時は、犬とか猫とか自然を相手にモチベーションを養ってもいいと思うよ。

藤井　猫はいい（笑）。うちの身体に障がいのあるよわっちい猫には救われてますもん。

SNSといかに付き合うか

藤井　人付き合いという点では、ツイッターやフェイスブックが浸透してきた中で、そういうものに疲れてしまったり、病みが加速したりといった傾向はありますよね。たとえば**松尾スズキさん**[*]は、1章でも話題にした『サブカル・スーパースター鬱伝』で、ツイッターについて「どんどんいやらしいものしか出てこなくなる」「自意識と向き合わざるを得ない」と発言されている。

自分に引きつけて考えてみても、宣伝ツールとして割り切っているつもりでも、たぶんぼくも無意識にそういういやらしさが出てしまっているかもしれない。神経症的な状態の時は、そういう他者の自意識に向き合うとますますしんどくなります。それに、病んでる人の投稿を読むのもしんどい。もろに悪意が出るじゃないですか。そこに自分の悪意を書くことによって、本人はカタルシ

***松尾スズキ**
1962年生まれ。俳優、演出家、脚本家、コラムニスト。劇団「大人計画」主宰。2004年公開の映画監督デビュー映画『恋の門』はヴェネツィア国際映画祭に出品された。上記の『サブカル・スーパースター鬱伝』では、鬱病とは明言していないが、「『大人計画フェスティバル』をやった時期が一番キツかった」と発言している。

スを得ているんでしょうけど。

名越 そうそう。でもぼくは、それを問題とするよりは、それぞれが自分なりにリテラシーを構築することのほうが建設的だと思いますね。ぼくなんか、フェイスブックに「**友達リクエスト**＊」が来ていても、ほとんど承認しない（笑）。一度会って、また会いたいっていうレベルの人じゃないと。

藤井 名越先生、ツイッターでたまにわけのわからないイタい感じの人から絡まれても、いちいち答えていたけど、最近は無視してますね。それはどうしてですか? ツイッターでのやりとりが、時に病的な人の状態を悪化させてしまうからですか。

名越 それは、端的に言うと、途中でぼくの返事を曲解する人が出はじめたからです。ぼくはツイートでお金をもらって相談にのっているわけではないけれど、精神科医である以上、責任のある範囲で助言をしなければならない。ツイッター上では本当に誠実に、しかも節度をもって聞いてくる人がいる一方で、それをかなり曲解するひとりかふたりの人に場をいわば荒らされることによって、ぼくは十分には機能できなくなる。そういう状況もあって葛藤があるのは事実です。

たとえばある人が当人にとってはかなり深刻になっている問題があって、

＊友達リクエスト
「フェイスブック」で、ユーザーに自分の「友達」になってもらうようにリクエストを出す機能。相手が承認すると「友達」として登録される。なお、近年個人情報の取得を目的としたスパムアカウントからの友達リクエストなどが多数報告され、問題となっている。

「何かアドバイスをください」と相談ツイートをぼくにくれる。ぼくはその質問に対していつも同じ距離感で、安全ないわゆる「毒にも薬にもならない回答」をするわけではないですよね。優しく「こうしてみてください」と言う場合もあれば、たった一言でつっけんどんに思えるような回答をする場合もある。それはたいがい、「それをヒントにして自分でじっくり考えてみて！」という思いがあるからです。だから、つっけんどんな返しの人のほうが、かえってレベルが高いのかもしれない、僭越な物言いですけれども。

ところが、そういうことをツイッター上で書いた時、それを読んだまったく関係ないフォロワーが刺激されることもあるわけです。そういう人は往々にしてかなり主観的で、ぼくが書いていることを自分の今の状況に直接意味づけて、自分と関係づけてしかとらえることができない。その中にはいわゆる人格障害、というかもっと詳細に言うと、自分の中にある人格障害的な資質に負けてしまっている人、あるいは振り回されている人と言ったほうが精確だと思いますが。そういう人がかなり出てきちゃった。そうすると、精神科医が公開で誰かの相談を受けていることで、自分にあまりにも引き寄せて読んでしまう人が不穏にならないとも限らない。だからぼくは少なくとも、以前ほど速効的には返事をしにくくはなりましたね。

藤井　ぼくもよく変な人にツイッターで絡まれますが、無視して**ブロック**＊するだけです。醜い人種差別主義者（レイシスト）やネトウヨからのヘイトツイートなんか見たくなくても流れてきて嫌な思いをしている人がたくさんいます。ぼくは、あらゆるヘイトスピーチについてはそれらを法的に犯罪化することに賛成ですが、SNSについてはこれだけ普及してしまっているものだから、拒絶するよりも自分なりの防波堤を築いて、自分のいやらしさも他人の悪意も含めて付き合わなければいけないということですか。

名越　まあ、それが建設的でしょうね。それにしても、そういった、感情をコントロールできない人がどんどん増えている気がします。そのコントロールできない感情は他者をバッシングする方向に向かう一方で、人の目を気にする。そういった、ある種の解離人格的な人が前より増えているんじゃないかということをよく感じますね。そこから神経症に入って、疲れ切って鬱になるということが、往々にしてあるんじゃないでしょうか。

敵を敵じゃなくす方法

藤井　自分なりのリテラシーを築くことって簡単そうに思えますが、それでも

＊ブロック
「ツイッター」で、指定したユーザーからのフォローを取り消し、自分も相手をフォローできなくなる機能。また、自分のユーザー名入りのリプライ（「@ユーザー名」から始まるツイート）やメンション（「@ユーザー名」を含むツイート）が自分のタイムラインに表示されなくなる（送ることはできる）。

やはり、一部ではツイッター上の論争が引き金になって、人間関係がおかしくなってしまうケースも実際にあるんですよ。当事者同士ならまだしも、その論争を見ていた第三者が、「あの人の意見には賛同できないから」と、当事者の片方をシャットアウトしてしまうようなこともままある。するともう、疑心暗鬼ばかりが広がってしまう。会ってもない人に対して嫌悪感がでてくる。会って話せばそう感じないのだけど、ネット上だけで見てると嫌な感じだけが増幅してきて、その人のことがどんどん嫌いになっちゃう。そんなことSNSじゃないと生まれない現象だと思います。

名越　ツイッター人格が**『鉄人28号』**＊みたいになってしまってますよね、そういう人たちって。自分を幻想で括りすぎなんじゃないですかね。それと、論理的に整合性があることをアイデンティティにしようとしているんですね。最近ぼくは、そういう「確固としたものを持とうとする心の動き」のことを、「精神」という言い方をしているんですが、臨床家の立場からすれば、「精神」を持とうとすることによって、日本人は非常に病みやすくなると思うんです。良し悪しは別にしてね。

藤井　「心」と「精神」は違うものとしてとらえる？

名越　普通は一緒に考えますよね。でもそこをあえて分けて考える必要がある

＊**『鉄人28号』**
横山光輝作のマンガ、および同作を原作としたアニメ、特撮テレビドラマ。主人公の正太郎が、大日本帝国軍が開発した「鉄人28号」を操り、犯罪者や怪ロボットを倒して平和を守るために活躍する。

と思ってる。ぼくの定義では、「心」は嬉しかったり悲しかったり、日々コロコロ変わる天気のようなもの。対して「精神」は、「ひとつの確固としたものを持とうとする心の動き、あるいはその確固としたもの自体」。要するに「個人プロパガンダ」みたいなものです。

藤井 なるほど。それで、「精神」を持つと病みやすくなるメカニズムは、どういうものなんですか？

名越 「精神」を持つメカニズムは、一神教を信仰するメカニズムと非常に似ているので、多神教ベースの日本人の感性にはマッチしにくいんです。だから、「精神」を持つと、日本人はとても破綻しやすくなる。たとえば、キリスト教を信仰するという「精神」を持つ人の場合。キリスト教は自分の「外」にあるものなので、これが自分の「内」に取り込まれている状態でないと、「精神」と「心」のバランスが取れないんです。では「内」に取り込んでいる状態はどういうものかというと、生涯をかけて聖書を繰り返し繰り返し読んで「神」の教えを解釈することによって、だんだんと「神」と自分の距離を縮めていく。そうやってつくりあげた、「神」と自分が限りなく近く、かつ絶対的に隔絶された状態です。

そういう構造の中ではじめて、「精神」と「心」はバランスを保てる。なぜなら、「心」が少しブレても、かならず「精神」というホームに戻っていけるからです。

藤井　もともと日本には、「精神」を構築する宗教的土壌がなかったということですか。

名越　そうです。日本はもともと、「心」ベースのコミュニケーション文化なんです。たとえば、藤井さんはいつも「名越先生、ホルモン食べに行きましょう」って言うじゃないですか。ぼくが「今日は体調悪いし、誘われても絶対断ろう」と思っていたとしても、対談の最後にあなたの言葉にちょっと感動して涙ぐんでしまったりしたら、「ほな行こか」という気持ちになってしまう。で、行ったら行ったで「絶対に厚切りベーコンだけは食べるのやめよう」と思っていても、あなたが嬉しそうにぼくのためにベーコン焼き出したら、「うわ、この気持ちの腰折られへん」ってなるでしょう？

藤井　いや、名越先生は「藤井さん、まずベーコン注文してな」っていつも言うでしょう（笑）。

名越　イヤイヤ言わへんて！　とにかく、「心」はコロコロ変わるけど「感応」して相手に思いを馳せることもできるんです。そんな、「心」と「心」同士の行き当たりばったりのコミュニケーション。それが本来日本人にしっくりくる付き合い方なんですよ。だから、コロコロ変わる「心」と地道に付き合っていきましょうというのが、ぼくの考え。

藤井　なるほど。たとえばぼくの場合、名越先生の言うところの「精神」では相いれない立場の論者と、プライベートでは仲がいいんです。むしろ、一緒に酒飲んだりします。それができるのは、「精神」ではなくて「心」ベースのコミュニケーションをしてるからなんですね。名越先生の理論で言えば、主義主張は違っても、「心」がつながっているということは、矛盾でもなんでもない。もちろん極端な違いはだめだけれど。

名越　そういうことです。

藤井「心」と「精神」の違いをちょっと頭の隅にでも置いておけば、混同して人を傷つけたり傷つけられたりする場面も回避できるかもしれないということですね。

名越　そうですね。もっと言うと、「アイツは敵だ」という観念にとらわれているから、その人は「敵」になってしまうんです。そうすると、その人は明日も明後日も「敵」だからどんどん苦しくなってしまう。でもそれを、「今アイツと敵対している」という「現象」ととらえてみたらどうでしょう。観念としてはより自由度の高い観念ですよね。すると、明日は歩み寄って敵じゃなくなってくるかもしれないという、心の余裕が出てくる。

だからぼく、あーイカンイカンと思った時には「明日になったら変わってる」って思うようにするの。これ、観念から少し自由になるぼくの呪文なんです。

◎「居場所」を増やす

「最近の若いヤツら」はある意味タフ？

藤井　ここでちょっと視点を変えて、世代論的な切り口で考えてみると、1980年代生まれ以降の若い世代の人生観なり生き方は、当然のことながらだいぶ違いますよね。たとえば、ぼくが教えている大学の男の子に、この本のテーマにつながる話をしたんですが、「ぼくはとっくに降りているから、関係ありません」とさらって言うんですよ。競争とか、がんばるとか、そういうことから降りている、すでに興味がないというわけです。男の子たちもそれにうなずいていた。彼らはある意味、強靭なんじゃないかと思いました。

名越　ぼくもそう思うんですよ。ある意味では彼らは賢い。というのも、自分のエネルギーレベルをいかに小さなパッケージに落とし込むかという点で、自分を知的かつ高度に調教しているでしょう。それは、そうしないと、後半の人生がヘトヘトになるっていうことが見えているからなんですよ。

藤井　一方で彼らは自殺や心の病にすごく敏感だから、ぼくや名越先生の世代をふくめた自分より上の世代が疲弊し切って討ち死にしているのを見て、意識的にか無意識的にか、そうしているということかな。

名越　それはありうると思います。だから、「オマエら、元気ないぞ」っていうのはちょっとズレていて。彼らは、大人たちの口車にのせられて、同じようにばんばんエネルギーを使ってどんどん何かを生み出すような生き方をしていたら、それを抑圧したり、コントロールしなければならなくなった時に破滅するということを読んでいる。ぼくらの世代が進めてきた、経済拡大路線に対して、直感的に行き詰まりを感じているんですよ。だから、ただ単に「過剰適応」してるわけではない。

藤井　最近の話題でいうと、クルマはかならずしも必要じゃないから持たないとか、趣味に使えるお金がなくなるから家族は持たないとか、個人的な拡大路線に消極的なんです。そういう若い人たちの生き方もダメだとは思わないですけども、１００％肯定しにくい自分もいるんです。ぼくらの世代はすぐ上の世代がイケイケどんどん拡大路線で生きてきて、おいしいところを持ち逃げするのを間近で見ているでしょう。だからまだ自己拡大の希望を持っちゃう。一方で下の世代のコンパクトな生き方を見ていると、「あ、そういうやり方もあるのか」と、肯定的に見られる部分もあるんですよ。そこが引き裂かれている感じがしませんか。

名越　まさに、魂の放浪期なんですよね。

趣味を持っているヤツは強い

藤井　イケイケどんどん自己実現できた世代がここにきてどんどん折れていっているということは、もう、とっくに降りていると言い放つような20代の子は、ぼくらの世代になっても心が折れないのでしょうか。もちろん、個人差はあると思うけれど、社会や自分に対しての期待値が低いほうが、折れにくいという仮説が成り立つんじゃないかということです。

名越　ある意味、当たっている部分はありますね。上昇志向のある人が鬱になるんですよ。ただ、そこにはやはり、時代による環境の違いがありますから、彼らがぼくらの世代になって自殺が減るかといえば、そうとも言い切れない。

「このままでいいのか」と悩み出す人も何割かはいるでしょうしね。

藤井　なるほど。社会学者の**古市憲寿**《ふるいちのりとし》*さんが**『絶望の国の幸福な若者たち』***という著書で、若い子たちの現状への満足度を検証していましたけど、興味深

＊古市憲寿
１９８５年生まれ。社会学者。日本の「若者論」について研究、著作を発表している。著書に、『希望難民ご一行様　ピースボートと「承認の共同体」幻想』（光文社／新書／２０１０）、『僕たちの前途』（講談社／２０１２）など。

＊『絶望の国の幸福な若者たち』
講談社より２０１１年に刊行。現代の若者の正体を徹底的に取材、データと突き合わせ、既存の若者論を覆す「若者論」を展開。俳優の佐藤健（たける）との特別対談も収録。

かった。そこでも述べられていることですが、内閣府の生活満足度調査によると、最近の20代男性の約7割が現状の生活に満足しているという結果が出ています。これは、各世代の間でも最高です。対して50代男性は6割弱。世代間でも最も低い。しかも、20代の生活満足度は70年代から上がり続けているのに、50代の生活満足度は下がり続けているんです。

名越　興味深いデータですね。

藤井　上から目線になってしまうことは承知のうえですが、この、20代の子たちの満足感はどこからくるんだろうと思うんです。格差は広がるばかりだし、持ち逃げされた世代にとって。最近の大学生の就職や進路の希望だと社会貢献的な仕事を選択したいという人が増えてきた。おカネや安定にとってかえることができない生き甲斐を求めるというベタな見方もできますが、そういったミニマムな生き方=満足が今後どう変化していくのか興味があります。ついでに言うと、ぼくに対して「とっくに降りてる」と言った大学生の男の子たちが授業中にまでやってるのって、**カードゲーム***です。何万円もつぎ込んで交換して対戦したりしてる。小学生かよ、と思って理解しがたかったけれど（笑）。

名越　経済格差が広がっていく中で、彼らみたいな低所得層が日本を支えている、いやそれだけではなくて現代文化を支えているのは否応ない事実ですから

***カードゲーム**
スマートフォンなどで遊べるオンラインゲーム（ソーシャルゲームとも）で、カードやアイテムを入手するためにしばしば課金システムがとられる。

ね。彼らは100万とか200万の収入で、コンビニのご飯を食べて、既製の服を上手に着こなして足しげくアイドルのライブに通ったり、アニメやフィギュアを購入したり、あるいは来年のファッションアイテムを心待ちにしながら、日本の経済を回している。

藤井　ある種の貧困ビジネスに乗っかってるってわかっていて、彼らが満足しているなら、上の世代がつべこべ言う必要はない。別にずっとAKBでいいじゃないかと。

名越　そうなんです。ぼくは逆に、日本の1億何千万人の「自己実現」の軸が変わりつつあるんじゃないかと思って、結構ポジティブにとらえているんです。だって、人として生まれたからには何かを生み出して、一旗揚げて、幸せになるアイテムをゲットして人生を謳歌しようという価値観になったのなんて、ここ100年ぐらいでしょう。しかも、墓の中には何も持っていけないという真実をひた隠しにして。

それまでは、農家なら農家として、村の中で結構いろいろ創意工夫しながら一生畑を耕していたと思うんです。庄屋だったら、何代も代官に気を使いながらも里山を守って結構生き生き暮らしていた。ぼくたちとは全然違いますよ、価値観が。「上昇志向って何だ?」って話ですよ。

だから、今の20代の子たちの価値観がそちらに向かっていたとしても、まったくおかしいとは思わないです。かつ、それが単純に「エネルギーがない」ということにはならないと思う。ぼくの仮説では、人間の持つ創造的エネルギーは、1000年前だろうと2013年だろうと、平均的にはそんなに変わらないものだと考えているんです。

人間は、凄まじいエネルギーを持っているんです。そしておそらく、そのほとんどが感情のエネルギー、あるいは好奇心のエネルギーなんですよ。

藤井　エネルギーをどこに向かわせるかというだけの違い?

名越　そう。**知性に行くか感情に行くか**。* そこはぼくちょっと、フロイトに加担しますけど。じゃあ、かつての村社会、封建社会の中で、彼らがその過剰なエネルギーをどこに向けていたのかと言えば、ぼくが見る限り、圧倒的に「趣味」なんですよ。江戸時代には、多少裕福な農家の倅や商家なんかでも、ものすごい学問や趣味に凝っていたんです。現代の数学にも遜色ない算術をやったり、**コペルニクス***級の天体の計算をしたりとか。その、ひとりずつのエネルギーの総和は、今とさして変わらないと思うんですよ。

藤井　仕事や消費で自己拡大に傾けていたエネルギーを、それが階層的にできなかった時代には、趣味に費やしていたということですね。

＊知性に行くか感情に行くか
フロイトは、リビドー（性的欲望または性衝動）を、さまざまな欲求に変換可能な心的エネルギーであると定義している。

＊コペルニクス
1437〜1543。ポーランドの天文学者。地球中心説（天動説）を覆す太陽中心説（地動説）を唱えたひとり。当時の著名な天文学者ノヴァーラに師事し、ノヴァーラの影響により地動説に傾倒。天体の軌道計算により地動説に理論的裏付けを行った。

名越　そう。だから、エネルギーをどこに傾けるかということが人間の価値を規定してきたと考えれば、今、若い子たちの間では「お金を稼いで自己拡大する」という「自己実現」の軸が変わりつつあるのかもしれない。

藤井　ある種、成熟化した社会の中では、古市さんが言っているような「いちばん最小限の幸せみたいなのを探して何が悪いの？」というのが当たり前になってくるんですよね。階級社会が根強く残っている国とはまた違った、格差が固定化してしまったという社会状況を表しているのでしょうか。良くも悪くも天井がわかってしまっているからこそ、自己拡大指向と自分の限界との間で引き裂かれなくてもいいということなのかな。それが結婚しないとか、家族を持たないとか、ぼくはぜんぜんいいと思うし、それが縮小志向といわれるけれど、それに合った社会をつくるしかないと思いますが。

名越　日本の場合、そこに「オタク」という別の可能性があると思うんです。労働者階級が歴史的に固定されてしまった国って、趣味も固定化されがちじゃないですか。日本はそこに幅があるんじゃないかと。たとえば、ぼくの知る限りでも、めちゃめちゃ天文学に詳しい年収80万の男とか、実際にいるんですよ。めちゃくちゃ武術オタクで、ものすごい中国武術の知識がある年収１５０万の男とかゴロゴロ出てきているんです。それで、どんな大学でも教えないぐらいの技術を教えてたりね。教わるほうもお金がないから、１回１０００円でいいよとか（笑）。そこをポジティブにとるかネガティブにとるかなんだと思います。

藤井　そういう「成熟」した趣味的文化を許容できない風潮が日本にはまだ強くて、「生産」できない男はだめだという社会意識がある。でも、有限な人間のエネルギーを向ける対象の幅が広いという意味で、それを許容できる社会のほうが懐が深いと思います。あと、そこで生まれるコミュニティが、彼らの幸福度に強くつながっている気がします。それが、今の若い子たちにあって、ぼくらにないものなのかもしれない。それはある意味で、アイデンティティを分散させる、「居場所を増やす」ことにつながっていますね。

◎リスペクトする力を磨く

未知の場所に飛び込むハードルを越えるために

藤井　人に悩みを話すなり、新しいコミュニティに入っていくことって、けっこうハードル高いですよね。ぼくもパニックをカミングアウトする時はなかなか決心がつきませんでした。さらに言うと、そのうえにカウンセラーの所や**心療内科や精神科**＊に行くというハードルがあると思う。そういうハードルをどう乗り越えていくかという問題はありますよね。

実際問題、鬱でも治療が必要なレベルになっても病院に足を運ぶ人が少ないという現状があります。ここ数年、名越先生をはじめとして多くの精神科医の方がメディアに露出するようになりましたけど、それでも敷居は低くはならないものですか？

名越　女性の患者さんは増えたと思いますが、男性はそれほど変わっていないと思いますよ。

＊**心療内科や精神科**
厚生労働省の定義によると、「心療内科」は心理的な要因で身体の症状（胃潰瘍、気管支ぜんそくなど）が現れる、いわゆる「心身症」を主な対象とする医療機関とされるが、実際には鬱や神経症などの「心の病気」も診療対象としているところがほとんど。一方で「精神科」は鬱、統合失調症、神経症、などの「心の病気」を専門に診療する医療機関とされている。しかし実際のところ精神科と心療内科の区別は曖昧である。

藤井　心療内科や精神科の、待合室のあの雰囲気が耐えられないというのはあると思う。ぼくの場合は名越先生に個人的に診てもらえたからラッキーだったものの、縁もゆかりもない医者に通えと言われたら、ちょっと厳しかったかもしれない。

名越　待ち合いでヘコむという話はよく聞きますね。「あー、あの顔色の悪い人と自分は一緒なんだ」と思ってよけいに落ち込むと。

藤井　自分が不調に陥っても、まだ自分より下の人を探してしまう気持ちと、どこかで心の病を偏見の目で見てしまう気持ちが相まって、待合室にいる人と自分が同じだと認めがたいんでしょうね。そこから解放されずに、人に相談もできず、病院にも行けずに悪化していくケースが非常に多いんじゃないかと思います。

たとえ病院に行けたとしても、医師とソリが合わなかったり、強い薬がだんだん増えていって逆に日常生活に支障をきたすほどになってしまったりして、医師を信頼できなくなり足が遠のいてしまう場合もあります。それが心身の不調の長期化につながったりしていると思う。

名越　現実的な予防法としてできることは、まず、診療所や病院のホームページをちゃんとチェックしてみることですね。ホームページの雰囲気だけでも自分に合うか合わないか、いい判断材料になると思いますよ。あとは、電話かメールで事前に自分の症状を相談してみるのがいちばん有効でしょうね。それで実際に行ってみて自分に合わないと思ったら、行きやすい病院に変えればいい。

病院に行きにくいという人の気持ちはよくわかりますよ。歯医者にだって行きたがらない人は多いですからね。ただ、病院に行ける人と行けなさそうな人の違いは、なんとなくわかるんですよ。何か問題があった時に、すみやかに病院に行ける人というのは、「まっさらな気持ちで初対面の人に相対峙できる人」なんじゃないかという気がします。

藤井　まっさらな気持ちで初対面の人に相対峙できる人？

名越　たとえば、会社で取引先の人と会話する場合なんかでも、「先入観やヒエラルキーにとらわれたベタなコミュニケーションの取り方をしている人」っているじゃないですか。それに対して、相手をひとりの人間として見て、徐々に距離を詰めていこうと努力する人、つまり「まっさらな気持ちで初対面の人に相対峙できる人」がいるんです。この2者を比べた場合、絶対に後者のほうが「えいやっ」と病院に来られる。「今日からぼく、患者です。よろしく！」とうまく切り替えることができるんです。

藤井　なぜ、そういう人はうまく切り替えられるんでしょうか。

名越　たとえば、はじめて行く鰻屋に入った時、店主にいきなり「おい、オヤジ」って態度の人には、店主もいいパフォーマンスをしてくれませんよね。逆に、「ここの鰻はうまいんかな」と、ある種の緊張感を持ちながら「どうも、一見なんですけど」と言うような人には、店主も「お、いい客が来たな」と、いいパフォーマンスをしてくれる。そういう体験をしている人は、未知の場所に入っていきやすくなるという好循環が生まれるんです。

　この違いは、相手に対して「敬意＝リスペクト」があるかないかなんですよ。この「リスペクト」は、「先入観をできるだけ排して相手に対峙する力」という意味に考えてもらえばいいと思います。リスペクトする力がある人は、相手と信頼関係を築きやすくなって、相手の最高のパフォーマンスを引き出せる。結果、自分も得をする。

藤井　それはそのとおりですよね。信頼関係をつくっていく基本の「き」という気がします。

名越　大げさに言うと、リスペクトする力がある人は越境体験しやすくなるんですよ。病院に行くことも、ルーチンではない場所に行くわけだから、言わば越境体験ですよね。逆に言うと、心療内科にかかりづらいっていうのは、単純にルーチンではない場所に行くという経験値が低いからということもあると思います。恥ずかしいとかは置いておいて。だから、日常の中にルーチンではない場所にちょっと出かけてみるということを組み入れてみるのも、越境体験をしやすくなる、リスペクトする力を強化するためのトレーニングになると思いますよ。

ちなみに、リスペクトの対極にあるのが「同一化」だと思うんです。同一化とは、極端に言うと、「相手は自分と同じものであると考えること」です。だから、相手が自分の期待どおりに動いてくれないと、怒りが生まれる。

ぼくはいろんな編集者やインタビュアーの人にお会いしますが、同一化の意識だけで来られる方は、もう瞬時にわかりますよ。「あなたにこんな話をしてほしいんです」と、はじめからこちらの言葉を決めてくる方。ぼくばかりではなく、ほとんどの取材を受ける立場になったことのある方も、そうだと思いますよ。

不条理を乗り越える力

名越　リスペクトする力を持って、もっと自分のパフォーマンスを上げたいという人は、たとえば神社仏閣に行って手を合わせるということを習慣にしてみるといいですよ。神社仏閣で手を合わせることって、未知のものに対して素直な気持ちを持つこと、つまり、リスペクトする力を養うための最高のトレーニングになるんです。あ、すごく胡散臭そうな顔をしましたね?

藤井　してないです（笑）。

名越　ぼくが言いたいのは、神頼みしろってことではないんです。神社仏閣で敬虔な気持ちになって祈るという経験を積んでいくと、自然とリスペクトする力が養われていくということです。

未知の場所を開拓したい、新しい人脈をつくりたい、もっと自分のパフォーマンスを上げて活躍したいと思ったら、敬虔な気持ちになることが第一です。そして、日常的に敬虔な気持ちになるにはどうすればいいかと考えた時、神社仏閣に行くのがいちばんだというのがぼくの結論です。何もない所で敬虔な気持ちになれと言われてもなかなか難しいでしょう。でも、神社仏閣に行けば、祈りのための神聖な空間がそこに用意されているわけだから、敬虔な気持ちになるための環境が整っている。それに、どの街を歩いたって、神社仏閣はたくさんあるじゃないですか。

さらに言うと、敬虔な気持ちになることって、「今」に直面するトレーニングでもあるんです。病気になった時なんて、「今」＋「衝撃」と直面しなければならないですから、普段から、未知の状況に対する対応力を養っていないと厳しいでしょう。

藤井　そういえば、作家の**灰谷健次郎**《はいたにけんじろう》*さんがお兄さんを亡くして鬱状態になった時、沖縄で**拝所**《うがんじゅ》*によく行かれていたとご本人から聞いたことがあります。ぼくも発作が治まって、５か月ぶりに沖縄の家に行けた時、無意識に同じことをしていました。

沖縄って、有名無名の拝所が無数にあるんです。**斎場御嶽**《せーふぁうたき》*とかは世界遺産にも登録されて観光地化されているけど、地元の人しか行かないような所って、結構行くのに勇気がいるんです。よそ者だし。でもそこで思い切って行ってみると、普通に受け入れられたりして。それで元気になれたかどうかは別にして、それを繰り返すことが少し楽しくなりました。

名越　敬虔な気持ちで祈ることで、ぼくらが絶えず積み重ねている論理思考をいったんリセットできるんですよ。ぼくたちは、絶えず未来を予測して予測して予測しまくって生きているじゃないですか。その未来を予測するためにほとんどその論理思考を費やしているわけです。

藤井　論理思考イコール対価思考でもあるわけですね。

＊**灰谷健次郎**
1934生まれ。児童文学作家。『兎の目』『太陽の子』などの作品で知られる。沖縄に傾倒しており、渡嘉敷島（とかしきじま）に別荘を持つ。2006年、食道ガンにより永眠。享年72。

＊**拝所**
沖縄地方で、神を祀り、拝む場所。うがんじゅ。

＊**斎場御嶽**
琉球の信仰にまつわる最高位の聖地であり、祈りの場。2000年、首里（しゅり）城跡などとともに、「琉球王国のグスク及び関連遺産群」としてユネスコの世界遺産に登録。

名越　そう、だから、思考が論理に凝り固まってしまうと、想定外のことが起こった時に、まったくの無力になってしまう。この、論理思考をリセットすることによって、いろんな不条理に対して手が空くんです。両手に論理を握っていたら、手が塞がってしまうでしょう?

お経を唱えることなんかも、同じ効果があります。じつは、お経の内容なんてわれわれ現代人のアタマの側からみるとまったく非論理的なんです。「どんな時でも観音さんはぼくたち願いを聞き入れてくれる」とか、**般若心経***なんて「すべては無、無、無」って言ってると読めてしまうし、**真言***にいたっては、元が**サンスクリット***だからまったく意味不明(笑)。でもそれを繰り返し繰り返し、声に出して唱えることによって、心がずーんと落ち着いてくる。これは、論理思考がリセットされているからなんです。もちろん、お経の効果はそれに尽きないんですが。

「論理の世界」から距離を置いてみる

藤井　40、50代って、こうやって努力してきたから今の自分があるとか、あそこにこれだけお金をかけたから今これだけ儲かったとか、論理的なものの積み

＊**般若心経**
大乗仏教の思想を説いた経典のひとつ。複数の宗派において読誦(どくじゅ)経典として用いられている。

＊**真言**
唱えることで、願いを仏に直接働きかけることができるとされる、呪文の一種。マントラ。「音」が重要であるため、音を表す漢字が当てられている。

＊**サンスクリット**
古代から中世にかけて、インド亜大陸や東南アジアにおいて用いられていた言語。梵語とも。

上げの中で生きてきたわけじゃないですか。それが通用しなくなったり、不作為なものの中に置かれたりするとガクッとくるわけですよね。

名越　そう、それがいっきに起こってくる年代でもありますよね。矢は後ろから飛んでくるという。すべてに論理や計算で対処しようとすることは不可能なんです。だから不条理に対する対応力を養うためのトレーニングが必要なんです。

藤井　話はすこしそれますが、ぼくが事件の取材でお目にかかることが多い犯罪被害者や遺族の人たちには、もちろん精神を病んでしまわれる方も少なくないけれど、なんとか理不尽に命を奪われた死者に対して報いるために生きようとしておられる。家族が惨殺されたり自分が怪我を負わされたり、犯罪に巻き込まれるなんて、人生最大の不条理です。こんなことを言ったら不謹慎かもしれないけど、あの、立ち向かう精神力はどこからくるのだろうということが取材者として関心のあるところでした。事件そのものへの関心より、理不尽の極みに置かれた人たちの強靱さの源泉を知りたいと思うんです。

名越　犯罪被害に遭うという状況は、本当の説明不可能な不条理ですよね。つまり「日常が非論理の世界」になってしまうから、いやおうなく強度が生まれてしまうことがあるんじゃないでしょうか。

藤井　いやおうなく強度が生まれる、ですか。「論理で構築されている世界」で、「非論理的」な被害を蒙るからこそ、そこから生み出される反動としての生きるエネルギーも大きいと。

名越　普通に暮らしている40、50代の人が蒙る不条理というのは、役職を解かれるとかリストラされるとか、「論理的な不条理」なんじゃないかというこ とがあると思います。「あなたは働けなくなったから要りません」とか「古くなったから要りません」とか通告されるのは、非常に論理的ですよね。会社が倒産することにだって理由はあるわけですから、やはりそれは論理の世界なんです。論理でがんじがらめに構築された世界で論理的な被害を蒙ること、つまり「論理的な不条理」に放り込まれることによって、ぼくらはダメージを受けてしまうところがあると思う。

藤井　そういう、論理で構築された人生をある程度手放す覚悟をすることかな。パニック障害をやった後は、今の仕事をやめるつもりで、もとは同業者で今はほかの仕事をしている友人をたずね歩いたりしていました（笑）。

名越　それ、すごくわかります。ぼくも、何もなくなったら出家しようかな。でもたぶん、ずっとしないんだけど（笑）。でもそういう「この世は仮住まい」みたいな感覚を持つことって、すごく健康になるんですよ。

□ 悩みや問題は、抱え込まずに話す

□ 最初の相談相手を見極める

□ 相手の「精神＝主義主張」ではなく
「心」と付き合う

□ 善友と付き合い、相手の善友になる

□ 趣味のコミュニティに参加してみる

To Do List

第３章
「孤独」を手放す

- □ SNSに振り回されない。
  ときには見ない日をつくる
- □ イヤなヤツがいたら、
  「一時敵対しているだけだ」と考える
- □ どんな相手にもリスペクトを忘れない
- □ 神社仏閣で、真剣に「祈って」みる
- □ 「話したい！」という衝動を解放しよう
- □ 目的論的な会話から離れて、
  無駄話を楽しんでみる

第4章

人生の「軸」を再発見する

迷いや不安を手放して、
今ここ、に全力を注ぐためのヒント。

◎人生に対する実感を持つ

本当の自己肯定感ってなんだろう

藤井　第1章で、自己肯定感のある人はライフスタイルを変えられるとおっしゃっていましたけど、そもそも自己肯定感というのはどういうものなんですか？　ぼくは自分に自信がないし、自信満々の人は嫌いだし、「自分のこと大好き」オーラを出している人も苦手だし、自己満足感や自意識にひたっている人も付き合いを避けたい。それと自己肯定感とは全然別物だということはわかるんですが、そもそも自己肯定感の感覚がよくわからないんです。

名越　本当の意味で、自分に対する信頼感がある感覚ですね。ぼくは10年ほど前から、まわりの人や情報に過剰に振り回されて、それに合わせすぎてしまう状態のことを「過剰適応」と呼んでいますが、自己肯定感がある状態と過剰適応は逆の状態と言ってもいいでしょう。

藤井　本当の意味でのって、難しいですね。だって世の中には、自己肯定感の低さを埋める記号が溢れているじゃないですか。服にしろクルマにしろ、そういう物質的な記号を補填していくことで、なんとなく自己肯定した気になってしまうんですよ。社会的地位なんて、その最たるものだと思います。だからもしかしたら、「あなた自己肯定感ないでしょ?」と言われても、ピンとこない人も多いのかもしれない。

名越　うん。ぼくの経験から言っても、「自分のこと大好き」と思っている人の少なくとも半分以上は、目先のことで自分をなだめているように感じます。**「新宿で、2800円の朝ご飯***を食べてる俺」とかね。そりゃ、ぼくも食べたいですけど(笑)。でもそれって、自己肯定感のなさの裏返しじゃないですか。だってそこには「すごい俺」を承認してくれる想像上のオーディエンスが必要なわけです。しかも「すごい」のは自分以外の権威だしね。そういうことに気づいてしまった結果として自分がもっと薄っぺらい存在に感じてしまって、不安定になることもあると思うんです。やっぱりそれは、他人からの評価に重きを置いているから。

それに数字はいかんね。数字での評価が、ぼくらの自己肯定感をおとしめて

* **新宿で、2800円の朝ご飯**
2012年12月に新宿のルミネにオープンした、伝統的なアメリカの朝食料理のレストラン「Sarabeth's（サラベス）」のことと思われる。

いるいちばん大きな問題です。

藤井 けれど、現実ですよね。世の中が**年功序列主義**＊から**成果主義**＊へ移行していく中で、さまざまな人間の評価基準がガラッと変わって、何でも数字で評価されるようになった。それに追い打ちをかけるようにデフレと不況が来たりして、今までのシステムで長いことやってきた40代や50代には厳しいものがあります。

名越 成果を数字だけで評価することって、5年ぐらいの単位で見たら、絶対会社の首を絞めますよ。確実に。

会社をひとつの船にたとえたらわかりやすいと思うんです。たとえば、エンジンルームでガソリンや石炭を焚くボイラーマンの仕事は数値化しやすいですよね。このボイラーマンだと石炭1トンで港まで行けるから優秀だ、とか。ところが、同じ乗組員でも、芋の皮をむいてカレーをつくっている食事係が、船の燃費にどれだけ貢献しているかなんてわからないわけですよ。でも、ボイラーマンもそこのカレーが美味しけりゃがんばる。

そういう人が寄って集まって、船の燃費、つまり会社の生産性が決まっているわけじゃないですか。それを、部分的に切り取って数字で表すことがおかしいということは、ちょっと考えたらわかると思うんですけどね。むしろ、か

＊**年功序列主義**
勤続年数、年齢などに応じて役職や賃金を上昇させる人事制度・慣習。終身雇用、企業別労働組合と並んで日本型雇用の典型的なシステムといわれた。

＊**成果主義**
業務の成果のみによって報酬や人事を決定すること。日本では2000年頃から大企業を中心に広まりを見せた。日産など、成果主義導入で業績が回復した企業もあれば、公正な評価を得られずに社員のモチベーションを下げたり、中堅社員が自分のスキルアップを優先して若手育成のノウハウが育たないなどの弊害が発生して変更を余儀なくされた企業も多い。1993年に成果主義を先駆的に取り入れた富士通では、その後の業績が悪化し、2000年代に方針を修正。日本マクドナルドや三井物産も成果主義の方針を変更している。

えって非合理ですよ。でも、その数字にものすごいぼくたちは振り回されている。

藤井　ちょうど今の40、50代は成果主義と年功序列主義の境目ですが、それよりも上の世代は、格差問題で割りをくっている下の世代にしてみれば、年功序列主義は利権構造で、働かざるもの食うべからずの対象であって、のうのうと禄を食んでいる層に見える。成果主義であれば、そういう利益をもたらさない年功序列主義にどっぷりとつかった利権世代を排除することができるから、利権世代は数字をつきつけられる。

名越　人間一人ひとりの生産性って、本来はもっと総合的なものであり、混沌としたものだと思うんです。たとえばぼくの場合だったら、もしかしたらぼくの本を読んだ2万人のうちの1人が、本の内容に触発されて、たくさんお金を儲けているかもしれない（笑）。ということは、ぼくはその人に貢献してることになるわけです。これは言い訳じゃなくて本当にそうなんです。

ぼくらは、他者の承認を必要とする生き物だ

藤井　自己肯定感といえば、ネットではよく〝**リア充***〟って言葉を見かけます

***リア充**
現実生活が充実しているという意味の、インターネットスラング。日本最大の匿名掲示板サイト「2ちゃんねる」の「大学生活板」が発祥とされる。

よね。要するに、現実の生活が充実していない人が、充実してそうな人に向けて自虐と軽くバカにした感じを込めて使う言葉だと思うんだけど、じゃあそいつらから見たリア充って本当に現実生活が充実しているのかと、自己肯定感があるのかと。

というのも、以前、**「漫画アクション」***で連載していた**ホルモン屋の取材***で、グラビアアイドルと一緒にホルモン食べて、何の気なしにそれをツイートしたんです。そうしたら「リア充、リア充」っていっぱい**リプライ***が来て、「えっ、グラドルとメシを食べることがリア充なのか？　そんな上っ面だけでいいの？」って、ちょっとびっくりした（笑）。いや、仕事でやってるだけなんですけど……って。

そうすると、おいしそうなメシ食ったり、仲間と楽しそうにはしゃいだりしている写真だらけのフェイスブックユーザーってまさにリア充って感じだけど、ある若い子が、「昨日何食べたとかどんな女の子と会ったとか、全部バレてしまう田舎が嫌で嫌で都会に出て来たのに、フェイスブックで同じことやってて、バカじゃないの？」ってどこかでつぶやいてるのを見て、「そうだよなー」と思いました。昨日食べたものを人に伝えてそんなに楽しいか？〝**いいね！***〟って言われてそんなに嬉しいかよと。まあ、ぼくもしっかりやってま

＊「漫画アクション」
双葉社が発行する青年マンガ雑誌。『ルパン三世』『じゃりン子チエ』『クレヨンしんちゃん』などのヒット作が生まれた雑誌として知られる。一方で、1984年には本誌連載の関川夏央のノンフィクション『海峡を越えたホームラン』が第7回講談社ノンフィクション賞を受賞するなど、活字の連載にも定評がある。

＊ホルモン屋の取材
藤井が「漫画アクション」に連載していたホルモン店の食べ歩きルポ。店主への取材を通じて、ホルモン食の歴史やルーツにも切り込む。2011年に双葉社より『三ツ星人生ホルモン』として一部が単行本化。

＊リプライ
特定のユーザーに宛てた「@ユーザー名」から始まるツイートのこと。

すけどね。

名越　やっぱり、そのリア充は他人軸なんですよね。みんなに〝いいね！〟を押されてリア充を確認するわけでしょ？　そうしたらぼくは、「バーチャル・リア充」かもしれない。ぼく、カフェで仏典とか理論書を読んでる時、すごくリア充してますもん。空間的なリア充じゃなくて、想像力の。だからバーチャルね。

藤井　それは本当のリア充なんじゃないですか？

名越　ほんま？　じゃあ「リアル・リア充」や！（笑）。それにしても、フェイスブック内にバーチャル村ができてるって、確かにそれはちょっと怖いな。でも、〝いいね！〟を押してもらって嬉しい気持ちはわかるよね。

藤井　まあ、ぼくも猫の写真をアップして〝いいね！〟って押されると嬉しかったりするので……、だからさっきの若い子からするとぼくも村人みたいなもんです。

名越　猫バカおやじやもんな、あなたは（笑）。まあとにかく、それがぼくらの本質じゃないでしょうか。村をつくって自己承認を得るような。ぼく、それに関してはある程度は受け入れちゃったほうがいいと思っていて。というのも、ぼくらは他者の承認が絶対に必要だから、変に斜に構える必要はないのではな

＊いいね！
フェイスブックで、ユーザーの投稿などのコンテンツへの反応を示す機能。「いいね！」の総数がそのコンテンツとともに表示される。

いかと。ぼくたちは、絶えず他者からの承認を必要とし続ける生き物なんですよ。だから、どんどん〝リア充〟したらええねん（笑）。

まわりに合わせすぎてしまう男たち

藤井　前に、「負の影響をおよぼす人を遠ざけるというのは生きるうえでの一大テーマだ」と名越先生がおっしゃったことにも大いに関係すると思うけど、リア充承認を欲しがることにしても、他者の権威を借りて自分を権威づけする行為にしても、あらためて考えると、ぼくらがいかに他者の承認を渇望しているのかに気づかされます。それで思い出したのが、ちょっと無理矢理関連づけてしまいますが、２０１２年12月末に世を震撼させた「**尼崎連続変死事件***」のことなんです。

主犯とされる角田美代子容疑者は自殺してしまいましたが、彼女に取り込まれていったのって、多くが中年の男性です。それも事件に巻き込まれる前はごく普通の社会生活を営んでいた人たちです。家族もいた。角田容疑者はだいたい、いい歳をした男たちに「あんた今、転機だから」とか、うまいこと言って取り入るんです。すると被害者は家族ごとだんだんと懐柔されていくわけです。

＊ **尼崎連続変死事件**
兵庫県尼崎市を中心に、兵庫、高知、香川、岡山、滋賀、京都の6府県で、25年以上にわたって、複数世帯の家族が長期間虐待、監禁され、複数名が殺害された事件。２０１２年11月、主犯とされる角田美代子容疑者と、関係者8人が逮捕。角田容疑者は同年12月に兵庫県警の留置場にて、Tシャツを首に巻き自殺。主犯らは、標的とした複数の家族に対して、家庭に居座る、裸で外を歩かせる、監禁する、殴り合わせるなど、あらゆる虐待を繰り返し、結果死亡した女性をドラム缶に詰めるなどした。

誰がどう見ても怪しいおばさんにまんまとハマって騙されていく。傍から見てると、どうしていい大人の男が自分丸ごと相手（角田）に依存していくように騙されてしまったのかと思うかもしれないけど、ある種進退窮まった状態で真偽を見抜くことってものすごく難しいと思ったんです。もちろん、何度も警察などに対してSOSは出していたから、警察の問題も当然あります。

名越　本当にそうですね。自分の人生に断片的なイメージしかない人は、絶対にそういう人に引っ張られますよ。別な言い方をすると、私はこんな人生を歩んでるという実感が持ててない人。

　分析的に言うと、そういう人たちはどうも、成育過程で十分に無償の母の愛を得ることができなかったのではないかという節がある。すると、全面的に受け入れてくれる（と思い込まされた）、絶対的な母親的存在に反抗できずに過剰に依存してしまう。たとえそれが**鬼子母神**《きしもじん》*みたいな人間であってもです。

藤井　恐怖の対象からいびつな形で「承認」されることによりマインドコントロール下に置かれてしまう。家族を分断されてしまう。もちろん暴力がともないます。名越先生の言ったことは重要な指摘ですよね。ぼくもパニックの発作で悩んでいた時にいろんな人の言説を見聞きしたけど、本当に怪しげなところもありましたもん。幸い、ぼくはわりとそういうのピンとくるタイプなんで。

＊鬼子母神
500人の子どもの母でありながら、しばしば人の子を食うという悪癖があったが、釈迦によって仏教に帰依したという伝説の女性。日本では安産や子どもの守り神として信仰されている。「恐れ入谷の鬼子母神」で知られる東京都台東区入谷の鬼子母神（真源寺）、東京都豊島区雑司が谷の法明寺鬼子母神堂が有名。

名越　藤井さんの場合、強烈な人にはたいがい会ってるからね（笑）。ぼくからすると、**宮台真司***さんと付き合えれば、そこいらの教祖には引っかからないですよ。ぼくは宮台さんのことすごく尊敬してますし、大好きですけど、あの求心力は教祖クラスであることは間違いない（笑）。

藤井　名越先生から見るとそう見えるのね（笑）。**園《その》子《し》温《おん》さんの映画で、台本なしに教祖役をやって***えんえんとしゃべっているのを見てめまいがしましたが。地でやってる、と（笑）。宮台さんは最強クラスの「人たらし」ですけど、人を騙す人じゃないですから。それにしても、悪意のある人間にからめとられて身ぐるみ剥がされるような人とそうでない人の差なんて、紙一重なんですね。

名越　本当にそう思います。善悪は置いておいて、村社会が崩壊して、家族制度が崩壊して、そのうえ終身雇用制度まで崩壊した。するともう、誰も人生をひとまとまりにとらえられないんです。その断片的な人生に打ち勝つものが出て来ると――あの強烈なおばさんとかね――、いっきにそっちに行ってしまうということは十分に起こりうることだと思います。

なぜなら、そういうものにはまり込むことで、自分の居場所が確立できるから。そしてその居場所を失うことを怖れるあまり、度を超した献身をしてしまう。こういう状態もぼくは「過剰適応」と呼んでいますが、まわりを気にしす

*** 宮台真司**
1959年生まれ。社会学者。首都大学東京教授。国家の成り立ちや権力構造を数理的に分析する論文で博士号を取得（数理社会学）。1993年から援助交際、オウム真理教などを論じて注目され、一躍論壇の主役に躍り出た。単著20冊以上、共著を含めると100冊以上の著書がある。藤井とはおもに少年犯罪や教育問題についての共著を4冊手がける。

*** 園子温さんの映画で～教祖役をやって**
宮台真司は2009年公開の園子温監督の映画『愛のむきだし』で、新興宗教の指導者のひとりとして出演している。なお台本にはセリフが書かれておらず、本人がセリフを考えた。

ぎて合わせすぎてしまうのは、じつは女性より男性。自分自身で価値観をつくるのが苦手なのは男のほうなんです。つまり、人から認められないと生きていけない。

藤井　これまでこの対話で培ってきたテーマひとつひとつをとってみても、男のほうが過剰適応に陥りやすいという指摘は納得できます。過剰適応に陥ると、自分の状況の異常さに気づかなくなって、解決策を見失って、どんどん相手の言いなりになってしまうという最悪のスパイラルにはまっていく。尼崎の事件は突出しているけれど、中年の男性が過剰適応のスパイラルをリセットして抜け出すのは非常に難しい気がします。

名越　過剰適応はアダルトチルドレンの概念と非常に似ているんです。アダルトチルドレンの改善には「母子関係の再構築」という母親との関係を擬似的にやり直す精神療法もありえたと思うのですが、現実の母親相手にはそんなこと不可能だし、そんなに完璧な母親なんていない。それよりもぼくは、自らが自分の人生を生きているという「実感」を持てるようになっていくことが重要なんじゃないかと思います。自分の人生に感情移入できるようになってはじめて、断片的な人生をひとまとまりにとらえられるんだと思うんです。

◎自分のルーツを確認する

過去の自分と現在の自分のつながりを意識する

藤井　断片的な人生をひとまとまりにとらえるというのは、イメージとしてはよくわからないところもあるんですが、自分の人生を肯定すること、自分に自信を持つということと重なってる。でも、40歳過ぎて今さら自信を持てって言われてもっていう人もけっこういるんじゃないかと……。究極的には、自分の人生をまるで肯定できなくなった人、もう生きる価値がない人生だと思いはじめるくらい絶望しちゃってる人的にはどうなんでしょう。

名越　まず、「生きる価値がないんじゃないか」という気持ちを抱くことについてですけど、ぼくに言わせれば、それはよくわかるどころか、そう思ったことがない人ってどうかと思うくらい。でも同時に、人生というものには生きる価値があるっていうことも、強烈に思うんです。

というのも、人はある精神状態に追い込まれれば、かならずといっていいほど「生きる価値がないんじゃないか」と思ってしまうものでしょ。でも、その精神状態はあくまでも一時的なものです。だから、それぞれの人が自分なりの人生をつかんでいったら、絶対にどんな人だって人生に価値があると思えるようになる、という確信はあります。

藤井「自分なりの人生をつかむ」という感覚って、40年以上生きてきて、つかみかけるものなんじゃないかなと思うんです。人生半分以上生きてきて、「自分の人生ってこんな感じだったなあ」という感覚をつかむ入口にいるというか。で、「この先もこんなふうにいくのかなあ」という、どこか諦観もあると思う。その狭間期というか半総括期だからこそ、心が折れやすいのかな。

もちろん人間は何歳でもやり直しがきくというのは正論でまちがってないと思うけど、「折り返し地点過ぎてるじゃん！」と気づいた時に、もう一度ふんどしを締め直して自分の人生の手触りをポジティブにふりかえることができるかどうかって、なかなか難しいと思うんですよね。いろんな自己啓発書などで、自分を励ます言葉が溢れてるけど、人間、そんなに簡単にいくわけがないですよ。

名越 あ〜、ぼくのツイッターのフォロワーさんにも、時々そういうことを書いてくる人がいるんです。それを見るたび「ああ、やっぱり自分の人生をポジティブにとらえるのは大変なんやな」って思うけど、藤井さんは10代の頃からムチャクチャ仕事してるじゃないですか。なのに、どうしてそんなにものすごい実感込めて言えるの？

藤井　それがわからないんです。ぼく自身がそれまでの人生を肯定できてないからかといえばそうでもないし、より承認を欲しているかといえばそうでもないし、後悔もしてない。だけど、どこか自己肯定感が薄いのかもしれません。自分なりに一定の仕事をしてきて、それが意味のあることだと思える自分と、そうではない自分がいる感じですかね。

名越　それは、あなたが過去に影響を受けてきたものや、やってきたことと、現在の自分とのつながりにきちんと実感が持てていない部分があるんじゃないかな。これは大事なポイントだと思います。

藤井　それは、想定内の出来事も想定外の出来事もすべてひっくるめて、生きてきた道筋を整理してみるということですよね。

名越　言い換えればそういうことになりますね。ある程度人生経験を重ねてなお、「生きづらい」とか「何者にもなれなかった」といった思いを抱いている人は、「夢がない」あるいは「中途半端な生き方をしてしまった」ことが本当の原因ではなくて、過去の自分と現在の自分がうまくつながっていないからなのかもしれませんね。藤井さんの、さっきの情けな〜い表情を見て、確信しました（笑）。

藤井　情けなかったですか（笑）。過去と現在の自分を自分なりに「つなぐ」とは、名越先生的に言うとどういうことなんですか？

名越　それは、自分の一見ムダだった、何も生まなかったかもしれない行為をきちんと意味づけするということなんです。たとえば、学園祭でワーッと騒いで出し物の絵を描いたという過去があるとするでしょう。その時の充実感は何日かで消えてしまうものですが、そこで、「あのことにはこんな意味があったな」と、その時と現在との間で、ずっと並行して自分が持ち続けているものを意識することです。

ぼくの場合、幻想かもしれないけれど、ぼくなりに過去と現在をつなげられているから、自分の過去に対して今、客観的視点を持てているんだと思います。それはぼくが精神科医という仕事をしているから、無意識的に、あるいは意識的に自然とできるようになったのかもしれませんけど。

藤井　過去の自分と現在までの間で、ずっと並行して自分が持ち続けているものを意識して、自分の過去と向き合うというと、ものすごい苦行のような感じがするけれど。

名越　そこまで大げさに考えなくてもいいんです。たとえば女性の場合、心理学や占いというツールを上手く使っているんですよ。そこで、「この出来事にはこんな意味があって、あの出来事にはこんな意味があったんだ」というふうに、自分の過去や行動に意味を持たせて納得する。そうやって、過去と現在を「つなぐ」ことができると、過去に執着しなくなるんです。すると、「俺、何もやってなかった」という不安や空虚感に苛まれることは少なくなる。

不安や空虚感に苛まれると、前を向けない。今やらなければならないことに精神を集中したり、喜んだり、幸福感を実感したりするためには、過去を吹っ切ることが必要なんですよ。

藤井　まあ確かに、占いや心理学というツールなんかは、ぼくも含めて男のほうがどこかバカにしちゃう、自然に忌避する傾向がありますよね。でも、占う側は、インチキなのも含めて男が多い気がするけれど。俺は占いや運命なんかに支配されないと思ったほうが合理的だと思ってしまうんです（笑）。

名越　そうなんですよ、男は圧倒的に心理学嫌い（笑）。ムダに実存的な考え方にこだわるからしんどくなるんですよ（笑）。

＊**仮面ライダー**
1971年にスタートした石ノ森章太郎原作・東映制作による特撮テレビドラマシリー

マイ・ヒーローをもう一度信じる

名越　それで、どうすれば自分の過去と現在の自分をつないで自分の人生を肯定できるのかという問題ですよね。それについてひとつのきっかけになるのは、荒唐無稽に聞こえるかもしれないけど、自分の中の「ヒーロー」の記憶をもう一度分析してみることがすごく重要だと思っているんです。

藤井　ヒーローですか？

名越　そう。40代なら**仮面ライダー***とか、50代なら**ウルトラマン***とか。

　じつはぼくらって、仮面ライダーとかウルトラマンから、根底的な世界理解に大きな影響を受けているんじゃないかと思うんですよ。ぼくらこどもの頃って、そういった「ヒーローもの」を何百編も観て育ちましたよね。で、みんなして「へんしんっ！」とかやって遊んだりして。じつはそのヒーローものやアニメの中には、日本独特の倫理観や美意識がものすごく反映されている。

　たとえば仮面ライダーはショッカーにつくられた改造人間だから、**イカデビル***とか**蜘蛛男***とか**イソギンジャガー***とかいった、自身のきょうだいと戦わなければならない。悲しみを背負いながら。じつは、世界でいちばんページ数を描

ズ。悪の秘密組織ショッカーに拉致された主人公が、改造人間として苦悩しつつも人間の自由のためにショッカーに立ち向かうという初代の世界観を受け継ぎ、登場人物や設定を変えながら2013年現在も続いている。シリーズ平成年間の数作品のプロデューサーを務めた白倉伸一郎は、「仮面ライダー」を成立させるための最低限の要素として、「同族同士の争い」「親殺し」「自己否定」の3つを挙げている。

＊ウルトラマン
1966年放送の『ウルトラQ』に始まり、2013年現在にいたるまで断続的に新作が作られ続けている日本を代表する特撮作品シリーズ。さまざまな設定、世界観が存在するが、シリーズに共通するのはウルトラマンの力を得た主人公が危機介入し問題を解決するという設定。さらに、勧善懲悪に落とし込めない複雑なストーリーもシリーズを通しての特徴。

いた漫画家といわれる**石ノ森章太郎***は、執拗にこの構図を描き続けているんです。**『キカイダー』***や**『サイボーグ009』***もそう。やはりそこには、日本人の普遍的倫理観や美意識が反映されていると思うんです。敵の中に、自分と一脈通じているものを感じながら、同調性を断ち切らずに戦う……。こんなに複雑な世界観を、ぼくらは何百回とすりこまれて大人になってきたんです。
　だから、ヒーローの二重性というかね、そういう部分もぼくらのルーツとしてある。それを肯定して、あるいは再認識していかなければならないと思う。

藤井　小学校から帰宅すると、テレビにかじりついてました。ウルトラマン、仮面ライダーはもちろん、**永井豪***さんの**『デビルマン』***とか、勧善懲悪ではないヒーローものに浸ってましたよ。映画館へゴジラシリーズはしょっちゅう観に行ってましたし。当時は作者の意図や世界観は理解できなかったけど、子ども心に刷り込まれているのは事実だと思いますね。

名越　昔憧れたものと現在の自分は、確実につながっているんです。たとえばぼくが救急をやっていたのは、ウルトラマンの影響ですよ。いつもはみんなそれぞれ幸せにやっている日常に干渉なんかしないし、したくない。でも、困った時には「ジュワッ」とやってきて、問題を解決したら「じゃ、あとは！」って言って去りたい。これ、ウルトラマンの美学でしょう。普段はどこにいるか

＊イカデビル
悪の組織ショッカーの改造人間研究の第一人者・死神博士が、己の肉体に改造手術を施して変身した怪人。ライダーキックを受け付けないなど、高い防御力を誇るが、頭部が弱点。

＊蜘蛛男
ショッカーが生み出した怪人。第1話で、ショッカーに拉致されて改造人間研究を行っていた、主人公の恩師・緑川博士を暗殺する。

＊イソギンジャガー
イソギンチャクとジャガーの能力を持った怪人。人間を溶かす「毒水」や「必殺触手絞め」、瞬間移動術「触手隠れ」といった技を使う。

＊石ノ森章太郎
1938〜1998。マンガ家。特撮作品原作者。『サイボーグ009』『仮面ライダー』『人造人間キカイダー』『さるとびエッちゃん』などの名作を世に

わからない。でもイザとなったら現れる。これが理想なんです。ぼくはそんなことできないけど、それがひとつの理想だったことは事実なんですよ。実際に、そこからものすごく影響を受けているんです。藤井さんは何か影響を受けたヒーローっている？

藤井　ぼくは特定のヒーローには憧れはなかったなあ。本ばかり読んでました。今は小説はほとんど読まなくなったけど、子どもの頃は**北杜夫***や**安岡章太郎***、**星新一***さんなんかを読みふけってました。北杜夫さんが亡くなった時は、あらためて全著作を古本屋から何十冊も買いまして、そのうち読み直したいと思っているところなんです。なぜ、北さんの世界に子どもの頃に引っぱり込まれたのかを思い出したくて。

名越　まず、そういうものと、現在の自分がつながっているということを認識しなきゃいけないんです。

藤井　自分が影響を受けてきたものと、現在の自分とつながっていることを確認する作業が、過去を肯定していくうえで大切だということをおっしゃってるんですね。

名越　そうです。だから、それはある人にとってはヒーローものだし、ある人にとっては小説だし、ある人は映画かもしれない。そういった、自分に影響を

送り出した。500巻770作品におよぶ個人全集『石ノ森章太郎萬画大全集』（角川書店）が、ひとりの著者による最も多い漫画の出版の記録としてギネス・ワールド・レコーズに認定されている。

＊『キカイダー』
『人造人間キカイダー』は、1972〜1973年に放送された、石ノ森章太郎原作の特撮テレビ番組。

＊『サイボーグ009』
異なる特殊能力を持つ9人のサイボーグ戦士の活躍を描く、石ノ森章太郎の代表作。累計発行部数1000万部を超える。作者の死去により、マンガ作品は未完となっている。名越のバイブル的作品でもある。

＊永井豪
1945生まれ。マンガ家。代表作に『デビルマン』『マジンガーZ』『キューティーハニー』など。

与えているものを今の自分と「つなぐ」ことができたとしたら、自分の人生にスッとひとつの芯が通る。それは、自分が自分の人生を歩んできたことを実感する第一歩じゃないかな。

逆に、そういうところに意識的になっていかないと、人生を断片的に感じてしまって自信が持てない。過去に影響を受けたものと今とは絶対につながっているんです。

藤井　ぼくは人物ルポを書く時のインタビューでは、少年期や青年期を集中的に取材します。それは相手のそれまでの人生を「つなげたい」というぼくの取材者としての思い入れですが、自分のことになるとできないんですね……（笑）。

それにしても、仮面ライダーにしろウルトラマンにしろ、ものすごいロングランですよね。いまだに続いているんでしょう？

名越　そうそう！　**次のウルトラマン**＊なんかすごいで！　からだにクリスタルがついてんの！　仮面ライダーでいえば最近の最高傑作は「**電王**」＊やったね。あれは本当に素晴らしかった！　あの設定は『**銀河鉄道９９９**』＊の影響を受けていると思うんやけど……（以下、ヒーローものについて語り続ける）

＊**『デビルマン』**
人間の心に悪魔の力と姿を持つ主人公・デビルマンが、デーモンと戦って人類を救うという物語のマンガ、およびテレビアニメ。

＊**北杜夫**
１９２７年生まれ。小説家、精神科医。代表作に『どくとるマンボウ航海記』『夜と霧の隅で』『楡家の人びと』『輝ける碧き空の下で』など。父は歌人で医師の斎藤茂吉。２０１１年10月24日に永眠。

＊**安岡章太郎**
１９２０年生まれ。小説家。代表作に『悪い仲間』『海辺の光景』『幕が下りてから』など。２０１３年１月に永眠。

＊**星新一**
１９２６〜１９９７。小説家。「ショートショートの神様」と称される。代表作に『ボッコちゃん』など。

「世界探し」をしてみる

藤井　名越先生、本当にヒーローもの好きですね（笑）。この本のテーマ全体に言えることですが、そうやって自分のルーツを探したり、本来持っていた感覚を取り戻そうとする行為は、ある種の「自分探し」的なところがありますね。自分探しというと、自意識過剰で、仲間の中で自分の立ち位置だけを気にしてしまう人が、自分らしさとか、自分のアイディンティティを探して「本当にやりたいこと」を探すというような、ちょっとイタい感じのイメージだと思いますが、40歳からの自分探しはきっと違います（笑）。むしろ自分のいる世界を再確認するための「世界探し」です。自分探しは、名越先生の言うところの過剰適応ばかりを生み出してしまい、ますます自分がわからなくなります。40代から探すのなら、「世界」とは何かということですね。この歳になってそういうことをするのは、案外悪くないかもしれないと思いました。「世界探し」をあらためてやってみるのは面白いのではないかと。

名越　それで思い出したんですけど、ぼくが若い頃傾倒していた**バグワン・シュリ・ラジニーシ**＊という思想家が、「純粋と無垢とは違う」という話をした

＊次のウルトラマン
2013年7月から放送される『ウルトラマンギンガ』のことで、円谷プロダクション50周年の記念作品。全身にクリスタルパーツがあしらわれたデザインが特徴。

＊「電王」
『仮面ライダー電王』は、2007〜2008年に放送された「仮面ライダー」シリーズの一作品。2007年の現代に現れ、時間の改編を企てる侵略者イマジンと、時を超える列車「デンライナー」で時空を超えて戦う仮面ライダー電王の物語。

＊『銀河鉄道999』
松本零士によるSFマンガ。主人公・星野鉄郎が、身体を機械化して永遠の生を手に入れるために、無料で身体を改造してくれるという星を目指して「銀河超特急999号」に乗り込んで旅をする物語。

ことがあったんです。

　純粋というのは、「本当の実存の子どもの心」、要するに何も知らない、裏を読まない、生まれたままの感性で物事を見るということ。つまりそれは必然的に無知であるということになります。純粋は無知なんです。

　それに対して、いったん社会化された人間が、もう一度、ある種ピュアなものに憧れる、混じりけのないものというか、そういう本質的なものに憧れる、そしてもう一度魂の旅に出る。そういうことを無垢と言います。ですから人間にとっては純粋よりも無垢のほうが重要なんです。

　藤井さんの言う「世界探し」は、この話とちょっと符合しますね。一周してきた人間が、本質的なものを求めはじめるっていう意味での「世界探し」ということですね。

藤井　小此木《おこのぎ》圭吾《けいご》*さんによって「モラトリアム」という言葉が広められたのは70年代後半ですが、本来モラトリアムは社会に出る試行錯誤期間という意味だったのに、日本ではネガティブな意味合いで導入された。モラトリアムを認めすぎたがゆえに、社会に打って出るような若者の気概を削いでしまったのではないか、と。今でいうなら「ゆとり」とかいう言い方に置き換えられる気もしますが、日本ではいろいろな自分探しという言葉はやっぱり大人たちからは

＊バグワン・シュリ・ラジニーシ
1931〜1990。インドの思想家、精神的指導者。「Osho=和尚」とも。哲学教授を務めたのち、精神的導師としての活動に専念。宗教・政治などの因習を批判し、「真の宗教性」の必要性を説き続けた。

＊小此木圭吾
1930〜2003。精神科医。専門は精神分析学。日本におけるフロイト研究、家族精神医学の第一人者。1987年、著書『モラトリアム人間の時代』によって「モラトリアム」という言葉が一般に広まる。

「甘え」だと歓迎されなかった。「自分探し系」なんてそういうニュアンスですよね。

名越　やはりそれは、ぼくらの社会が若い頃から自由な興味や発想を持つことや、レールを逸脱することをよしとしない土壌が根深く関係しているのではないかと思います。

藤井　決められたレールを逸脱することをよしとしない教育文化は、日本というか、東アジア全体のものですよね。それがさまざまな分野で突出した才能が生まれない原因であるとも指摘されています。そのまま大人になっていくと、オリジナルな探究心を持つことに対して、ごく自然に抑えてしまうという思考のクセがついちゃって、それが最終的に心の折れやすさというか、弱さにつながっていくんじゃないかっていうことですね。

名越　まさにそういうことじゃないかと思うんです。ぼくは、江戸時代を研究している人の話を聞くにつれ、戦後教育、あるいは明治維新の頃からそういう縛りがどんどん強化されているように思うんです。

藤井　名越先生、**吉田松陰**＊についてとり上げた番組でMCをやられてましたけど、あの頃は学問すること自体が新鮮だから、なんの縛りもないですしね。

名越　そうそうそう！　だいたいあんな**長州藩**＊という大藩で、牢獄につながれ

＊吉田松陰
1830〜1859。長州・萩出身の思想家、兵学者。萩で山鹿（やまが）流兵学を学ぶも、当時の世界情勢をかんがみて西洋兵学を学ぶ必要を感じ、欧米遊学を志す。1854年、日米和親条約締結のために下田に来航したペリーの船で密航を企てるが失敗して入獄。出獄後、萩に松下村塾を開き、高杉晋作や初代内閣総理大臣・伊藤博文らの多くの維新功績者を育成。1858年、幕府に対する危険思想の持ち主とされ再び投獄。翌1859年、処刑される。

＊長州藩
江戸時代の藩のひとつで、おおむね現在の山口県に当たる周防（すおう）国と長門（ながと）国を領国としていた。藩主は外様大名の毛利氏。幕末には、薩摩藩などとともに討幕運動を起こし、明治維新に大きく貢献し、伊藤博文や、維新三傑のひとり木戸孝允（桂小五郎）など有能な人材を排出した。

ているある種の罪人である吉田松陰のところに、１００人以上の若者が夜中に潜んで教えを請いに行くなんて、自由ですよね〜！　親も知っているけどどうしようもない。今そんなことしたら大問題ですよ（笑）。

藤井　**松下村塾***の話はいいですよね、ワクワクします。

名越　封建時代の社会というのはどうやら、ぼくたちが教わった主体性をグルグル巻きにされて縛られてっていうイメージとはかなり違う可能性があるんです。だからやっぱりぼくたちは、明治時代以降、徐々に徐々に真綿で首を閉められるように主体性を削がれてきた、有形無形に抑圧されてきたんじゃないかと疑わざるをえないんです。

夢中になったものを振り返る

藤井　若い頃の自分探しっていうのは多分、「自分らしさ」探しなんじゃないかと思うんです。10代の時に、自分らしくいこうと言われると困ってしまってました。自分らしさなんてわかるはずがないし、そんなものあるのかと思ってました。きっと自分らしさってあるはずだ的な自分らしさ強迫症みたいになっちゃったところもありましたが、名越先生はどうでした？

＊**松下村塾**
吉田松陰の叔父が設立し、松陰自身も学び、教鞭をとった私塾。

名越　ぼくはちょっとありました（笑）。自分が何者かわからないから、不安になって。とくに女の子の前でどう振る舞っていいかわからないじゃないですか。

だから、ひとつのスタイルを持ってる子にはなんとなく引け目を感じてしまいましたね。とくにスポーツ系とかやってる子。柔道やってる子って、柔道やってる空気が出てる。野球やっている子は野球やってる空気を持ってる。街中でも、その子たちがまとまってると、「あ、あいつら野球部や」ってすぐわかるんです。白い歯して、黒い肌して（笑）。

藤井　わかります（笑）。でもそれはパターンなんじゃないんですか？

名越　そう、パターンなんです。でも、15、16歳の子がそんなことわからないでしょう？　もう、パターンに圧倒されるんですよ（笑）。

藤井　パターンは「らしさ」に思えちゃう。その人が妙に融合して。

名越　そうやねん！　スパイクなんかカチカチ鳴らして来た時には、「うわぁ負けた！」って。

藤井　そういうのはありますよね（笑）。１９６５年生まれのぼくの世代にとっての70年代後半から80年代前半頃というのは、反抗スタイルのパターンというものがありました。**尾崎豊**＊さんは同い年で、じつは新聞で「十代の

＊**尾崎豊**
1965～1992年。ミュージシャン。1983年、シングル『15の夜』でデビュー。校内暴力や学生による喫煙、飲酒が横行していた当時の世相と相まって、社会現象とも言えるほどの人気を誇った。1992年、東京都足立区千住の民家の庭で泥酔状態で発見されたのち、自宅で危篤状態に陥り救急搬送されるも満26歳の若さで死亡したというニュースは、社会に大きな衝撃を与えた。

反抗」とかいうタイトルがつけられた**同じ欄に紹介された***こともあるんです……彼は一気に上昇していって、ぼくは地下に潜っていくのですが……(笑)。彼の「校舎の窓ガラス割ってまわった」というパターンです。あるいは「**登校拒否***」なり、そういったパターンの中に自分を入れていくと、もしかしたらこれって自分らしいのかもという幻想を味わえた時代であったとは思うんです。

名越　ぼくは60年生まれだけど、ぼくらの頃もそういうのはありましたよ。ぼくの学校は中高一貫の進学校で、ホンマにお坊ちゃん学校だったんですけど、それでもクラスに2、3人はかなり尖っている奴はいましたよ。オールバックにして、制服改造して、「俺は悪いぜ」って表記しているような奴が。一応上の5人くらいは東大に行くような学校だったんですけど。今考えたら夢のような世界ですよね。あれだけ10代が爆裂してたなんて。

藤井　ぼくも似たような校風の中高一貫の男子校に行っていたのでその雰囲気はよくわかります。臨床家的に見ると、そういうパターンの中に自分を当てはめて生きるというのは、ひとつの生きる技術という見方もできるんですか?

名越　あえて言うと、そういうパターンなり「枠」に身を置くことは、生きて行くうえでの、一種の松葉杖みたいなものだと思ったほうがいいと思うんです

＊同じ欄に紹介された
藤井は高校在学中に、愛知県の管理教育を告発した『オイこら！学校　高校生が書いた"愛知"の管理教育批判』(教育史料出版会／1984)でデビュー。高校生活動家としてマスコミから注目を集めた。

＊登校拒否
学校に登校していない状態のこと。1960年頃から「登校拒否」の言葉が使われはじめるが、現在では「不登校」と言われることが一般的。

よ。つまり、過去と現在の自分をつないで、過去を吹っ切る時の支えになってくれる。
たとえばあの当時、激しく反抗した、あるいはその周辺にいたということは、後々自分がどういう人間かを考えた時に、ひとつのわかりやすい「枠」としてとらえることができるということです。まあ破壊的ではあったけれど（笑）。
ぼくなんかは、それプラス、**オタク***のはしりですよね。そういう奴ら（不良）ともまあまあ普通に話してるし、一方では「年間500冊のマンガを読むぼく」っていう「枠」を持っていた。進学校だけど、マンガを描かせたらもういちばん上手いとか、誰からも1ミリも評価されないような（笑）。でも、それが自分の「枠」。つまり若い頃の「自分探し」というのは、そういう「枠探し」だったんですね。

藤井　なるほど。そういった「枠」でもいいけど、何かしらの「句読点」があったほうが、生きていきやすい気もします。通過儀礼というか、イニシエーション的な意味合いも、ほんとうはあるのかもしれませんね。

名越　それはあるかもしれませんね。昔は一定の年齢に達した時点で「元服」をしたり、あるいは「節句」を祝ったりと、今よりもいろいろな儀礼があったと思うんですよ。農村だって、壮大に物を蕩尽するような、かなり激しいお祭

＊オタク
一般的に、ある分野や物事に過剰に熱中している人・詳しい人のことと認識されている。オタクとマニアの違いは、論者によってまちまち。命名はコラムニストの中森明夫で、1983年に成人向けマンガ雑誌『漫画ブリッコ』で連載していた『「おたく」の研究』が初出。同人誌即売会（コミケ）を取材した中森が、出展者同士が「おたく」と呼び合う様子からとった。

りがあったり。

こういった儀礼は、人間が次の世代を残せる年齢になってきているのに、何も成し得ていない、自分の「枠」がない、何の儀礼も受けていない、という潜在的な解離、つまり現実感のなさをある程度緩和させるために、有効なものだったと思うんです。

人間以外の動物は、生殖能力が旺盛になる前に何度も命のやりとりをして、「枠」や儀礼どころか、「生」の必然を何遍も感じている。オオカミだって何度も必死でウサギを狩っているし、ウサギだって何度もオオカミから逃げている。ところが人間は親にガミガミ言われながらなんとなく流されて生きてきて、「ハッ」と気づいたら生殖能力が備わっていて、「え？　勉強、教科書、性欲？」——そういうものの中で生殖能力が上がってしまうんですよね。

そういうところから考えると、ヒーローものの話にもつながってくるんですが、「枠」というのはひとつの「没入体験」であって、やっぱり人生の中でそうやって何かに夢中になった経験というのはすごく大切なんです。そういった自分のルーツ的な体験と現在の自分がどういうふうにつながっているのかを意識していくことが重要なんですよ。

もし、そういうわかりやすい没入体験を持っていないという人は、自分が好きだったマンガでも映画でも何でもいいんです。小さなことと思うかもしれないけど、とにかく、「そういえばコレに夢中になったな～」っていうものと今の自分が何かしらつながっていることを意識するだけでも、すごくホッとするはずですよ。

藤井　やはり40代になっても自分探しを続けてしまうと、「自分らしさ探し」という落とし穴にハマっていって、ただのイタい大人になってしまうだけの気がします。先ほども言いましたが、新しい自分にとっての「世界探し」のほうへとベクトルを向けたほうがよさそうですね。

◎いのちの循環を肯定する

いのちを社会に還元させる

藤井　過去に影響を受けてきたものと現在の自分をつないでいくことが、ある種の癒しにつながっていくという話をしてきましたが、逆にいうと、自分にふりかかった不慮のマイナスの問題などは、今の自分とつながっているどころか切り離そうとしても切り離せないものだと思います。たとえば喪失体験がそのひとつだと思うんですが、40年以上も生きていると、男女を問わず、大切な人を失った喪失体験を引きずっていることは多いのではないでしょうか。

個人的な話になりますけど、20代の時に一緒に暮らした女性が、別れたあとでしたが、自殺してしまった経験があります。彼女はずっと生きづらさを抱えながら自殺未遂を繰り返していましたが、そのことも、自分の中でどう受け入れればいいのかいまだに逡巡していますし、受け入れる必要があるのかさえわからないところがあります。当時は自分が巻き込まれてしまい、どうしようもなくなってしまったという記憶が今もあります。

夭折してしまった親しい人や、犯罪や事故で亡くなってしまった親しい人や家族については、みなさん、受け入れることができずにおられると思います。過去と現在の自分をつなぐことと、吹っ切れるということは違うと思いますが、そういった体験は、人生の中でどんなふうに作用してくるのでしょうか。

名越　まず一般的なことから言えば、自分が深く関わった人がそういう受け入れがたいかたちで亡くなると、関わった人が罪悪感を持ってしまうのが典型的なパターンですね。そして、証明の手だてはないけれど、臨床家の直感としては、そういう消化しきれていない喪失の体験は、現在自分が抱いている不全感と絶対に地続きだと思います。

藤井　たとえば取材でお会いする犯罪被害者や、事故、災害、あるいは自殺した人のご遺族にしても、家族を助けてあげられなかったと、今自分が生きていて申し訳ないという罪悪感に苛まれています。もちろん、犯罪と自殺はまったく違いますから、並べて語ることはできない部分はありますが。

先ほどお話ししたぼくのケースは、彼女は亡くなる数年前から心のバランスを崩しており、ぼくはなんとかこの人を救わなければいけないと思っていたんですが、最後はぼくが潰れそうになってしまって、結果的にぼくは現実から逃げてしまったに等しいのではないかという思いはぬぐえません。

結局、別れてから半年後にぼくは彼女の死を知らされました。彼女と一緒にカウンセリングに通っていた女性が後追い自殺をしたことも知りました。亡くなる直前まで付き合っていた男性と連絡をとって語り合ったり、死への軌跡をぼくなりに辿っていた時期もありましたし、彼女の家族とは今もつながっています。

名越 客観的に言うと、残された人の罪悪感というのは入れ子構造になっていて、罪悪感の裏側に、じつは自分のアイデンティティの崩壊というものがあります。

自分が亡くなった人を助けてあげられたかもしれないと思うことは、自分がそれだけその人に頼られていたということでもあるわけです。そしてそれは、自分の存在証明にもなっていたんです。

ところがその相手が死んでしまったら、「相手から頼りにされていた自分」というアイデンティティが崩落してしまうという経験をする。するとそこにもう一発波が来てしまって、「自分は結局、彼女に頼られることで自己確立をしたかっただけなのか」、あるいは「自分が落ち込んでいるのは、彼女の死よりも自己確立に失敗したからなのか」という、また新たな罪悪感がやってくることが、基盤として起こりうると思います。

だからやっぱりそこで、「自分のアイデンティティが崩落した」という認識をすることは大切なんじゃないかな。その崩落を、亡くなった人で埋めることは、もうできないじゃないですか。藤井さんの場合、いろんな人を取材することによって、それを埋めようとしているように思いますね。自分が亡くなった人と社会との通路になって、亡くなった人を社会に還元していく。そういうふうに、自分が何らかのかたちで亡くなった人を生かせる社会的な「機能」として作用することによって、心がバランスを取り戻しはじめるんじゃないかなと、ぼくは思います。

藤井　ノンフィクションライターという職業を選んでいる者のひとりとして、選んでいるテーマそのものが、ぼく自身の実存を「死者との回路」にしたいという意識はあると思います。「死」というものを、何らかのかたちで社会に還元していくことで、次に残された人間が生きていくというサイクルに関わりたいという気持ちと言ったらいいのかな。

亡くなった彼女のことはよく思い出してはいたんですが、以前はどこか思考を遮断してるところがあって。やっぱりパニック障害を経験した後で、自分が経験した親しい人の死というものは、どこかで自分とつながっているかもしれない、と思うようになりました。というのは、その彼女も将来は自殺願望や自身の生きづらさと正面から向き合った文章を書きたいと思っていたからです。

名越先生も、そういう部分は強くあるんじゃないですか。「ＡＥＲＡ」のインタビューをしていた当時、親友の精神科医の**安克昌**《あんかつまさ》＊ドクターを病で失っていることをお聞きしてから、安ドクターが書いたり、彼について語られたりしたものをできうるかぎり集めて読んだんです。情報を集めれば集めるほど、彼の存在は大きくて、名越先生はその喪失感をずっと引きずりながらも、安ドクターの分も生きていると感じました。

名越　普段はとくに意識しているわけではないし、自分のやりたいことをやっているだけなんですけど、振り返ってみると、彼のやりたかったことをやっているなっていう部分が2割くらいあるかもしれません。

彼は、精神科医として社会に貢献することに対してとても使命感を持っている人だったと思うんです。同時に、文学や映画、マンガや音楽も大好きだった。それらと診療は、最終的にはひとつに寄り合わさっていくべきものだったんじゃないかな、そういうものを彼はすごく求めていたんじゃないかなって、ぼくは勝手に理解している。だから、ぼくがやろうとしていることって、じつは深いところで彼に影響を受けているなって思う。

＊安克昌
1960年生まれ。精神科医。名越の中学・高校の同級生で、偶然にも同じ精神科医を志す。神戸大学附属病院精神科勤務などを経て、神戸市西市民病院精神神経科医長に就任。解離性同一障害（多重人格障害）治療の第一人者として知られる。1995年、阪神・淡路大震災の際には、被災地で被災者ケアのための精神科医のネットワークをつくるなど、救援に奔走。その活動の記録は『心の傷を癒すということ』（作品社／角川書店）として出版され、サントリー学芸賞を受賞。震災後も、第一線で活躍し続けるも、2000年、ガンにより死去。

藤井　喪失という体験がどういうふうに自分の人生とつながって、それをどう処理してきて、それがどう作用しているのか、ふつうはあくせく働いている中ではそんなことは考えませんよね。考えていたら生きていけないのかもしれない。

名越　むしろ、考えないためにあくせくしているっていう側面もあったりしてね、無意識的には。だからぼくたちはある種絶望して、人生というか、いのちの循環というものをあきらめてしまっているところがある。というのも、そういう教育がないですからね、親にしたって学校にしたって。

心のエネルギーというものは、いのちが循環してはじめてバランスを保つことができるんです。そういう考え方って、きわめてアヴァンギャルドに聞こえるでしょう。でも、ほんの２００年前までは当たり前の考え方だったんです。

さきほど、残された人が社会に広がっていく自己を持つことによって心のバランスを保てると言いましたが、でもぼくは、それだけだと人の死をどう受け入れていくかという問題は、50パーセントしか解決していないと思うんです。どういうことかというと、「死んだ人はどこへ行ったのか」という問題が残っているんですよ。これはやっぱり宗教の領域。そこをどう位置づけるかという問題も、本当はあると思う。

だから誤解を怖れずに言えば、やっぱり亡くなった人はどこかで生きている、取り戻せると、深いところで思う感覚というのは、誰にでもあると思う。おかしいとか未熟だとか、まったく思いません。藤井さんの場合、亡くなった彼女はまだ生きてるというか、取り戻せるような感覚ってある？　それとも、まだ送り出してない感じ？

藤井　どちらかというと、後者のほうですかね。送り出してない感じ。それと、亡くなる数ヶ月前から会ってなかったので、生きているのと変わらない感覚がどこかにあるのかもしれません。

名越　それはものすごく引きずっている、消化できないという感じですね。亡くなった人の、本当の精神的な部分の弔いが引っかかっているっていう人は多いのかもしれませんね。藤井さんは、たとえば自分が何か縁を感じる神社やお寺に行って、その子のためにお線香を上げたりとかしたことはある？

藤井　手を合わせることは、たまにやってます。

名越　やっぱりそうですか。それは大事なことです。そういうことを自分の中でちゃんと位置づけたり、儀礼化するということは、すごく救いになるんです。

供養なんていうものは自己満足のためにやってるんだと、現代人は考えがちじゃないですか。でもやっぱりそれは、「故人の供養になってるんだ」って位置づけをするべきじゃないかなと思うんです。

こういうことを言う精神科医って少ないんですよ。でも、ぼくは純粋精神療法的に見て、その時にやっと、自分の中の時間の輪がつながると思っているんです。時間というものをあえて仏教的に言うと「**因縁**＊」って言いますよね。そういうものがつながっていく。そうすると、精神的に健康になるし、その人が死んだ「意味」というものも、社会に還元できるんじゃないかなと思うんです。

藤井　輪廻的なとらえ方をする以前に、自分はほんとうはこうするべきだったのではないかという、後悔の念というのはずっと離れないと思います。

名越　あえて言うならば、その後悔の念を反転させてなんとか社会に還元しようとする行為こそ、人生の中のリアリティそのものだと思います。

＊**因縁**
物事が生じる直接の力である「因」と、それを助ける間接の条件である「縁」によってすべての物事が起こると説く仏教の教え。あるいは前世から定まった運命。宿命。

「死」を想う

名越　非常に功利的かもしれないけれど、でもやっぱり、人間として生きてる限り、その人の人生が充実していてほしいっていうぼくの精神科医としてのエゴがあるわけです。

突然不幸なことが起こるかもしれないし、災難が襲いかかって来るかもしれない。いつ死ぬかなんてわからない儚い人生でしょう。だから、せめてその人が生きている間は十全に生きてほしいと願うことが、精神科医としてのぼくの正当な願望であり、当然の欲望だと思うから。

そういう意味では、魂であるのか存在であるのか、それは人それぞれの好みだけど、それを残された人がちゃんと弔うことによって、亡くなった人が少しずつ浮かばれてくる。そして、残された人が社会的に何かを行う時にも、それが亡くなった人に対しての一種の弔いの行為であるという位置づけがあると、その人の人生とその人のまわりにいる人の人生がすごく循環していく。そう言っていいと思うんですよ。

この人もあの人もつながっている。だから、残された人が「あの人にやってあげられることはもうないから、この人にやってあげよう」と思ったら、ふっと吹っ切れるでしょう。本人が吹っ切れることによってもっとたくさんの人がある恩恵にあずかることができるし、本人も心を汚さないで済む。そうして残された人が十全に生きられるという循環が起こると思う。

さらに言うと、死んだら別れなければならないと思うから死んだ事実を認められない。じゃあ、死んでも会い続けることができると思ったらどうでしょう。

みのもんた*さんの奥さんが亡くなった時に、みのさんは最後に「別れたくな

* **みのもんた**
1944年生まれ。司会者、フリーアナウンサー、タレント。2012年5月に妻・靖子さんをガンで亡くす。

いです」って言われましたけど、あれは絶対的真実だと思うんです。「死んだことを認めました、死んだら終わりです、もう会えません」というだけだと、人の心は納得できない。

でも、あの世があるのか輪廻してるのか、考え方は人それぞれでいいと思うんですけど、手を合わせたり、お墓参りしてお花を供えたりしたら面影に会える。向こう側とこちら側、ハレとケの境界線はあるけれど、自分もいつか向こう側へ行くし、向こう側とこちら側で交流する手段もある。それは人によってはお墓であったり、位牌であったり、お寺であったり神社であったり山であったり、あるいは手を合わせるという身体技法であったりするかもしれません。

そういうふうに生と死を線引きすることによってはじめて、死は永遠の別れではなくなる。それが宗教的な知恵だと思うんです。それは心理療法的な知恵でもあるんですね。

「死んだらおしまいや、相手は消えたんや」って思うから、論理的にそういう気がする。けれど、そう決着させる必要はありません。決着というのは「頭」の問題です。そうではなくて、人それぞれ「心」がちゃんと納得する方法で、死を受け入れればいいと思うんです。

藤井　人はかならず死ぬわけですし、ぼくたちの世代は、そう遠くない将来かならず死を迎えるわけですが、普段から死を想うこと、親しい亡くなった人のことを身近に感じることは大事なことだし、自分の心を整理することにつながると思う。死を想うことが、すなわち哲学的なり、宗教的な難解な解答を出さなきゃいけないと思うと遠ざけてしまうけれど、たとえばそこに**諸行無常**＊感をふと感じるだけでもいいと思う。

ある小説家が自分が理不尽で現実にはありえないような出来事や事件を描いているのは、そうした理不尽な「死」への練習問題だと言っていたことがあります。いつか来るかもしれない、ふいに壊されるかもしれない日常へ、耐性を付けるために読んでほしいと。それがすごく印象に残っています。それは「死」でなくとも、自分がのぞまない心や精神の状態、人生の展開も含めてだと思います。人間の生と死の情報はたくさん溢れているはずなのに、たぶんこれはぼくも含めて、それが自分の中の体験との結合がない。

名越　自分の人生と「死」が結合しないというのは、重要な指摘です。ぼくがつくづく人間って不思議だなぁと思うのは、これだけの想像力があって、あらゆる便利なものを発明して、ぼくたちは昔に比べたら客観的に幸せになっているはずなのに、死後の世界のパターンは３つしか想像できなかったということなんです。

＊**諸行無常**
仏教の根底を成す思想で、この世に存在するすべてのものは、瞬間瞬間で変わりゆき、永久不変なものなどないという意味。

まず、死んだ人間はどこか別の場所に行く、極楽だったり天国に行くっていう思想。2つめは、死んだら生まれ変わる、輪廻するという思想。3つめは、死んだらおしまい、なくなるという思想。これしかないんですよ。もちろんこれらをミックスしたものはありますが。宗教学者の**植島啓司**《うえしまけいじ》＊先生のご研究によると、これ以上のパターンを考えられない。

だから、死後を想像するといっても決して難しいことではないはずなんですよ。3つのどれをとるかというだけのことなんだから。ところが人間はそこで躊躇するんです。「自分もいずれ死ぬから怖い」とか、「死んだらおしまいやったらどうしよう」とか、「培ったものが全部なくなったらどうしよう」とか、そういう恐怖心からそれを見ないようにして生きていく。

でも、それが潜在的に鬱を喚起したり、あるいは自分自身の不全感を喚起したり、そういった思わぬ悪さをしているのであれば、どっかの時点でゆっくりとらえ直してみませんかっていうのがぼくの考えです。

藤井　多くの人は「死んだら無になるだけ」っていうある種の無神論的な考え方が当たり前だと思っているかもしれないけれど、それと「死を想え」というのはまったく別のものです。亡くなった人のことを想い続け、自分の死を想い続けることで、むしろ人は本当の意味で生きる力を得ていくんじゃないかと思

＊**植島啓司**
1947年生まれ。宗教人類学者。1974年より、ネパール、タイ、インドネシア・バリ島、スペインなどで宗教人類学のフィールドワークを行う。宗教、性愛、聖地などについての著書多数。近著に『39歳 女の愛の分岐点』（メディアファクトリー／2011）、『日本の聖地ベスト100』（集英社／新書／2012）。

います。

名越　そう。だから、死に対する宗教的な思想にも、時には触れてみてもいいんじゃないかなと思います。やっぱり、そこにはものすごい英知があるものです。そうしたらそこに、何か豊かさを感じる、そしていつの間にか自分の人生観っていうものが確固としてくるものだと思うんです。

「宗教なんかキライや」っていう人は、それを掛け値なしにウソだと思ってもらっていいと思います。わかりやすく言うと、たとえば**ダースベーダー**[*]が本当にいると思っている人はいませんよね。でも、そのサーガ、つまり物語にはいつしか影響を受けるんですよ。

藤井　鬱の原因として身近な人の死による精神的なショックということがよく言われます。つまり「死」を心的外傷の主因としてとらえるということです。もちろん、その亡くなり方にもよるのですが、鬱を引き起こさないためには、あまり誰かの死や自分の死のことなど考えないほうがいいというのが、精神科医的には治療の主流なのかと思っていましたが、たとえばその人が鬱を喚起した理由が、家族の死であったり、なんらかの不条理で不合理で納得できないような死に起因することが一般論としては多いじゃないですか。そこで真っ正面から死を想うことは、治療的な意味でもやってはいけないことなのですか。死

＊ダースベーダー
ジョージ・ルーカス監督による映画『スター・ウォーズ』シリーズにおけるアンチヒーロー。

よりも遠くへいくのか、あるいは想うことによって近づくのか。

名越　たとえばその人が本当に死を怖れ、あるいは自分の肉親の死を怖れていて、もう一度それを自分の人生の中で受け入れていく時に、いきなり「死について考えなさい」っていうのは暴力的。それは誰でもわかりますよね。もっと言えば、そうなる前に、その人の人生の中で絶えず、折に触れてそういうものを見るということがすごく必要だと思います。

たとえば四国のほうには、夜に**ロウソクに照らされた地獄絵図の間を子どもたちが歩くというお祭り***があるらしいのですが、それは子どもたちを脅すためではなくって、世界の中には生と死というものが混在していて、われわれはその中で生きているんだということを教えるための、広い意味での死に対する準備になっている。死に対する準備というのは、まさに生を十全に生きる準備です。

そういうものが、文化の中である場面ではお祭りで、ある場面ではちょっと恐ろしげな怪談の語り聞かせで、ずっと浸透していく。死の教育というのは本来、皮膚を通じて浸透していくものなんです。そういうものが寸断されているっていうのが、やっぱり、鬱の遠因になっている場合もある。

藤井　なるほど。死にたいと病的な念慮にとらわれてしまうことと、死を想う

＊ロウソクに～というお祭り　高知県香南市赤岡町の須留田（するだ）八幡宮で江戸時代から続く夏祭りのこと。土佐出身の浮世絵師・弘瀬金蔵（絵金＝えきん）の作品を、闇夜の中でロウソクの光で照らし出す。1977年から、同町の商店街でも所蔵家たちが絵金の芝居絵屏風所蔵を年に一度だけ公開する「絵金祭り」が始まる。

ということは違いますものね。扱いかたにもよると思いますが「死」を扱っていない表現はないと思います。**東日本大震災***以降にはとくにそういうことが意識されている思う。震災以降、被災者はもちろんだけれど、日本全体で心の調子を崩している人が増えている気がします。描き方に薄っぺらさしか感じない表現も多々みられるけれど、累々たる死体、人の住めなくなった原発地帯、まさに「死の光景」だと思うのですが、被災者はそこに直面したわけで、それをわかち合おうという意味で、死について考える風潮はかなり出てきたと思います。震災死を日本全体の死の問題としてどうとらえるのかという。

名越　死というものは芸術そのものですからね。たとえば映画の中で人がひとりも死なない映画と、人が死ぬ映画とを分類してみたら面白い結果が出ると思うんですけど、おそらく圧倒的に人が死ぬ映画のほうが多いと思うんですよ。

人間は死にものすごく関心がある。死は、物語の中に絶えず隠されている本流のテーマなんです。でも、煩雑な日々の現実にまみれれば、そういったものはビーズのひとつひとつであって、そこに天蚕糸《てぐす》を通していくっていうのが文化だと思うんです。

だからぼくは、宗教が担っていた部分を心理学的に分析して科学的に位置づけたり、文化にしていったりということが21世紀の課題だと思ってるんです。

***東日本大震災**
2011年3月11日に東北地方太平洋沖で発生したマグニチュード9の地震によって引き起こされた大規模災害。地震・津波・福島第一原発の炉心溶融（メルトダウン）により東北地方全域が甚大な被害を蒙った。2013年6月10日時点で、死者・行方不明者は1万8554人、建築物の全壊・半壊39万8649戸の被害が確認されている。

対談のおわりに

藤井　ここまで話してきて感じたのは、心をリセットしたいと思った時には、自分で自分に合う方法を探りながら、意識的にアクションを起こさなければ駄目だということです。これは、鬱やパニック障害の治療についても同じことが言えると思うんです。実際、病気になってしまったら、医者に行ってまずは薬をもらって、認知行動療法や**カウンセリング***を試していくのが一般的ですが、多分、これをただ言われるがままにやっているだけだと、根治は難しいと思うんです。

　ぼくは仕事をしなければ生きていけないという目の前の問題があったから、とりあえずは電車や飛行機に乗れるように薬を飲んで、ひとりで半ば無理矢理いろいろと自分の精神を試す方向に持っていきました。ほんとうは引きこもっていたかったけど（笑）。

　そのうちに、薬の効き方や、予測はできないけど、どういう状況で体調が悪くなるのか、少しだけわかるようになりました。そうすると、無理をしてはいけないところもわかってきたんです。

＊カウンセリング
専門的な訓練を受けたカウンセラーが依頼者の問題や悩みを聞き、依頼者が自発的に問題を解決する作業の手助けをすること。解決はあくまで依頼者が行うもので、カウンセラーが具体的な解決策を助言することは原則的にない。また、カウンセリングは医療行為ではなく、精神科医はカウンセリングを行わない。なお、日本では、心理士、心理カウンセラー（相談員）、心理セラピスト（療法士）などには国家資格は存在しない。

名越　自分の限界を知って、生活をコントロールすることは大事だと思います。実際、病気になった時のひとつのポイントとしては、どこまで仕事から撤退するかを勇気を持って決めることだと思うんです。撤退しなければ、再編成できない。藤井さんにしても、ある程度撤退してから再編成したわけでしょう?

藤井　ぼくはフリーランスなので、ぎりぎり食えるところまで撤退しました。フリーランスや自営業者は保険がないので、仕事を休むと無収入になってしまうという恐怖感はありました。撤退すると、経済活動も停滞しますから、お金のかかる治療はできませんし。

1年半ぐらいかけて、精神科医に精神分析してもらった方の話も読みました。**カウチ***に座って、典型的なカウンセリングを受ける。子どもの頃の話とか、親との関係の話とか、母親の死の話とかを語って、それを分析してもらったそうなんです。もちろん薬も飲んでいます。つまりその人はカウンセリングと薬の二本立てで治療した。けれどそれって、ものすごく時間とお金がかかる方法じゃないですか。

名越　そうですね。なかなか一般人はできない。

藤井　ぼくも当時は、友達のジャーナリストから、アメリカで修業してきた有名な分析医が愛知にいるということを聞いて、連絡をとろうとしてみたりしま

***カウチ**
ソファー。

したが、とても、時間的にも物理的にも無理だとあきらめました。自分で自分のことを知るという欲求を満たすことにはなるかもしれないので、それは今でもやりたいぐらいですが、なるべく自分でできることを考えるようになるんです。

名越　撤退してから再度はじめることって、結局は自力ですからね。自力でできることには、そんなにお金がかからないものが意外と多いですよ。かえってお金があったら、さかんにエステ行ったり、さかんにゴージャスな旅行をしたりとかしがちじゃないですか。でもそれってすごくパッシブなものが多いでしょ。だからかえって駄目で。

ちょっとその辺を歩いてみようとか、**ピラティス***の本を買って基本的な動作をやってみようとか、毎朝近所の山にゆっくり登ってみようとか、そういうことって意外にお金がいらない。つまり「からだを動かす」ということは基本的にお金がいらないっていうことですよね。じつは、お金をかけない方が、いいことが多い。

藤井　そうかもしれませんね。病気にしても落ち込んだ気分にしても、「誰かがどうにかしてくれる」という意識じゃいけない。気持ちを上げられるのは自分自身しかいないから。だから、苦痛じゃなくて楽しみながらできることじゃ

＊ピラティス
1920年代に、ドイツ人従軍看護師ジョセフ・ピラティスが負傷兵のリハビリのために開発したエクササイズ。腹式呼吸を用いながらインナーマッスルを鍛えるのが特徴。

ないと続けられないですよね。

名越　ええこと言うな。心には毎日が効くの。だから自分でできることを毎日やりましょうっていうのがぼくの方針です。社会で活躍するにはノウハウも必要だけど、「まずは心をさわやかに」が必須ですからね。で、どうなんですか最近、からだの調子は？

藤井　おかげさまで、大きな発作はもう起きなくなりました。

名越　それはよかったやん。毎日ちゃんとからだ動かして感覚ひらいてる？

藤井　え〜と、以前ほどムリはしなくなったんですけど、からだを動かすのはサボりがちで……。

名越　も〜、だからあなたはあかんのよ！　のど元過ぎたらってまさにあなたのこと。これから先もっとバリバリやりたいんでしょ？　50過ぎてまた「先生たすけて〜」って言ってきても知らんで？　もう一度、ちゃんと第1章から読み直して！

- □ 負の体験を反転させることも人生
- □ 誰しも、大切な人の影響を知らず知らず受けながら生きていることを想う
- □ 人から受けた影響を想いながら、誰かのために行動しよう
- □ いのちや心のエネルギーが循環していることを意識しながら生きよう

To Do List

第4章
人生の「軸」を再発見する

- □ たまには“リア充”してる自分を
人に認めてもらってもいい
- □ 昔ハマったものを思い出してみよう
- □ マイ・ヒーローをもう一度信じてみる
- □ 過去の自分と今の自分が変わらずに
持っているものを考えてみる
- □ 自らが生きる「世界」についての
「気づき」を探す

あとがきにかえて

自分をコントロールできるのは、自分しかいない

――パニック障害という「経験」を経て――

藤井誠二

長いエピローグを最後に。

長い理由は、エピローグなのに、本書が生まれる「きっかけ」にもなったぼくの身体に起きた異常について書いた、当時の拙ブログを再録するからだ。ぼくと似たような経験をした人は、自分の症状と比べてみてほしいと思う。

書きなぐるようにして綴った備忘録のような文章だけれど、いま久々に読み返してみると、当時のいつおそってくるかもわからない過呼吸発作などの身体症状に対する不安感やらがよみがえってくる。よみがえってくるというのは、今また不安感に苛まれるということではなくて、当時の記憶を明確に辿ることができるということだ。自分の身体と手さぐりで向き合っている頃の記憶がかなりはっきりしているのはどうしてなのだろう。

きっとそれは、自分を見直さなければというどこか切迫した気持ちと同時に、何かを発

見したような新鮮な所思もどこかにあったからだと思う。自分のことをいちばんわからないのは自分なのだという、当たり前のことを「わかった」、ある種のすがすがしさというのか。

文中に出てくる「友人の精神科医」が何をかくそう名越康文さんなのだが、彼にいろいろと相談をするうちに、個人の体験をできるだけ普遍化したいという思いが芽生えていったと思う。単なる「闘病記」ではなく、自分の体験と社会を照らし合わせたとき、何がほの見えるのかを、名越さんのちからを借りて、社会に投げ返したいと。

名越康文というぼくにとっての「主治医」の存在は、単に精神科医として医学的に対処してくれるのではなく、ぼくが話すことを「中年の男の生き方」問題とからめてボールを投げ返してくれた。

医師というより、ぼくの心身の在り方を通じて、ぼくの背中のうしろのほうに広がるもやもやとした時代の空気のようなものを半眼でじっと見つめているような、何か超越的なところが彼にはあり、つねにぼく個人の問題に収斂させなかった。

そいつはある日、京都で突然おそってきた

最初のデカい一発に突如おそわれたのは、２００８年末のことだ。冷たい雨がそぼ降る

日の朝だった。ぼくは新大阪駅ちかくのホテルにいた。

前日は関西ローカル報道情報番組で毎週レギュラーでつとめていたコメンテーター仕事を終えたあと、番組のアナウンサーたちと大阪・十三《じゅうそう》にホルモンを食べに繰り出し、しこたま呑み食いをした。

ホテルのベッドに倒れ込んだのがたしか深夜2時をまわっていた気がする。早朝に覚醒してなんとなく頭痛を感じたので鞄に入れていた葛根湯を4錠飲んで、またベッドにもぐり込んで2時間ぐらい惰眠をむさぼった。その日は昼前に京都駅で母親と弟と待ち合わせをして、大原の寺院巡りをしようと約束していた。

朝8時すぎにシャワーを浴び、ホテルを出ると雨のせいだろう、温まった体を一気に冷気が覆った。すると、それまでに経験したことがない身体の異常を感じた。ホテルが新大阪まで送ってくれるバスに乗って数分したとき、急に脂汗が上半身から滴り落ちてくるような感覚を覚えた。額に手を当ててみるとベットリと汗。と、同時に胸部に圧迫感のような違和を感じ、それが動悸としてどんどん広がっていった。目眩もしてきた。そのときは、シャワーを急いで浴びてきたから、寒暖の差に体が悲鳴をあげているのだろうと思った。それと二日酔い。

ホテルから新大阪まではものの15分なのだが、どんどん胸が苦しくなり、呼吸が浅く、あらくなる。というより、息の吸い方がわからなくなる感じと形容したほうがいいのか。

とにかく異常事態が身体に起きていることだけはわかった。

バスを降りると新幹線に乗るためによろよろと歩いた。荷物が肩に食い込み、足が前に出ない。呼吸はますます苦しくなり、歩行も困難になった。激しい動悸はいっこうにおさまらない。息をしても喉あたりで止まってしまう感じで、苦しい。脂汗も止まらなかった。

それでも待ち合わせの時間に遅れてはなるまいと新幹線に乗り、京都に向かう。京都まででたった15分間なのだが、このまま息が止まってしまうのではないかという恐怖感がおそい、無理に決まっているのに、車掌に「緊急停車して降ろしてください。そして救急車で病院へ搬送してください」と喉まで出かかったが、必死にこらえ京都駅で降りた。

身体に何かの異変が起きている。もしかしたらこれは死に直結する病を患っているのじゃないか。そういう思いが脳裏をかすめたのは生まれて初めてだった。

たぶん狭心症の発作にちがいない

京都駅に着くとすこしだけ呼吸が楽になった。それでも構内をよろよろと歩いていると、運良く母と弟とすれちがった。「朝から呼吸がすこし苦しいから、『救心』買ってくる」。そう言い、駅構内にある薬局で買い求めすぐに飲んだ。しかし、効き目なし。弟がレンタカーを借りてきてそれに乗り、雨のなかを大原方面に向かう。クルマの窓を開けて外の冷たい空気を深呼吸するのだが、胸が詰まるような苦しさはなかなか消失しない。定期的にふと楽になる瞬間がくるのだが、すぐに動悸が激しくなり息が止まるような恐怖感におそわれた。

これはヤバイな。きっと狭心症だろう。不整脈が出ているにちがいない。クルマの外を見ると、京大付属病院の横を走っている。ぼくは弟に停車を頼み、一人だけでそこの外来へ足を引きずるようにして向かった。母親は心配そうな顔で見送っていた。

受付の年配看護師さんに脈をとってもらうと「不整脈が出てるかもしれません」と言われる。診察を受ける手続きをして、待合室で待っていた。そうするうちに不思議と呼吸の苦しさはやわらいでいき、1時間ほどあとに医師の診察を受けるときにはほとんどよくなっていた。心電図をはかったがとくに異状はなし。血圧がすこし高いということで注意を受けた。とくに原因は指摘されず。ちなみに血圧は上が170、下が100を超える数値だった。薬の処方はなし。医師からは「とくに異常なし。血圧が高いのでダイエットしてください」と言われたぐらい。

病院を出ると呼吸もまったくふつうで、すたすたと歩ける。なんだか拍子抜けというか、あの苦しさはなんだったのだろうと思った。母親と弟に心配をかけたお詫びで「一澤帆布」の商品を何かプレゼントしようと思い、東大路通りを歩いて店へ向かい、ペンケースを購入、合流した木屋町にある友人の寿司屋で手渡した。寿司をふつうに食べ、酒も飲んだ。

そうか、過呼吸症状は血圧が高いせいで、体調が悪いことがたまたま重なって発作のようなものが起きたんだと勝手に納得し、その後の生活は血圧を下げるために体重を落とすことに留意したがなかなか成果はあらわれず、あいかわらずの生活を続けた。そして仕事にかまけているうちに「呼吸ができなくなり死ぬかと思った」記憶はだんだんと忘却してしまい、ダイエットもおこたった。しかし、たしかに胸にかるい痛みをともなう不快感を感じたり、ふらふらとするような目眩に似た頭重感を日常的に抱えていくようになった。

2度目も京都で。救急車で搬送

それから約半年後。翌2009年の5月、再びもっとデカい一発におそわれた。やはり全回と同様、前日は大阪で同じテレビの仕事をして、夜に京都にやってきて木屋町の友人の寿司屋でかるく呑んだ。深酒は避けた。ホテルで昼過ぎまで寝て、京都駅にタクシーで向かい、八条口で降車するあたりから胸に違和感を覚えだした。半年前におそってきたアイツだ。今回は急速にひどくなっていく、もっとデカいやつがおそってきたのだ。

みぞおちあたりに痛みがあり、呼吸がどんどんあさくなる感覚に襲われた。バクバクと音を立てるような動悸。深呼吸をすればよくなるだろうと思っていたが、逆。どんどん悪化していく。ホームの階段をほうほうのていで這い上がるぐらいには、心臓は激しく波打ち、このまま呼吸ができなくなり、ここで俺は倒れて死んでしまうのだという恐怖感が足元からせりあがってきた。半年前のあの感覚を思い出した。また、あいつがやってきた。意識もぼんやりしてきて、待合室の椅子に倒れ込むように座り込んだ。脂汗がにじみ、なまあくびがでる。口を開けてゼーゼーと息をするが、マスクをしているせいで、たぶんまわりの人には二日酔いで椅子にもたれかかっている、さえないオッサンにしか見えなかっただろう。

新幹線に乗ろうとしても乗れない。何本見送ったろうか。一時間ちかく椅子にへたりこんでいた。近くでは、だらしなくジャージを着たアジア系の若者たちが英語で何やらしゃべっている。胸を押さえながらそれを呆然とぼくは見ていた。何か異次元の世界が目の前で進行しているような感覚。そうこうしているうちに、なんとか歩けるようになり、荷物を待合室に置いたまま階段を降りてトイレへ。そしてホームに戻り新幹線に乗ろうとしても、また苦しくなるのではないかという不安で乗ることができなかった。ピークはすぎたかに思えたが、動悸もまだおさまらなかった。

改札口まで行き、どこか横になれるところはないかと駅員にたずねたところ、ホームの待合室しかないとのこと。そこはいままで倒れ込んでいた場所じゃないか。そこではやはり不安なので、迷ったが念のために救急車を呼んでもらうことにした。インフルエンザが流行っていた時期であり、すぐに来てくれた救急隊員からはどこから来たのか、熱はあるのかなどとしつこく質問され、搬送先の決定に少々時間を要した後、市立病院に運ばれた。生まれて初めて見る救急車の車窓からの風景が流れていく。見えるのはビルとか信号だけだった。救急の臨床医からいくつかの問診を受け、インフルエンザではないことを診断される。このころにはほぼ動悸は消失していた。激しく心臓が暴れ狂った余韻のようなものは胸にまだ残っていたけれど、普通に歩くことができた。が、病院はトイレにいくのにも車椅子で押してくれた。車椅子に乗るのも初めてだった。

心電図は異状なし。いったい何の病なんだ?

心電図検査、血液検査を受けたが、異状なし。前回と同様に血圧の高さは指摘されたが、救急隊員とぼくが説明をした症状についての説明はなかった。30分ほど処置室横のベッドで横になり、帰された。新幹線に乗り、東京に戻った。新幹線の中では体のだるさは感じたがアイツはおそってこなかった。いったい体に何が起きているのかわからず、不安がつのっていく。これは血圧が高いからどうのということではないんじゃないのか。

この体験を仕事関係などの限られた人に話すと、一人の担当編集者が自分の兄が循環器の専門医をしてるというので、ぼくを迎えにきてくれて病院へ連れていってくれた。心電図検査、血液検査、胸部のレントゲン検査を数時間かけてしたがまたもとくに異状なし。血圧の高さとコレステロール値の高さを指摘され、診断名は安静時狭心症。ストレスなど何らかの原因で冠動脈が収縮して引き起こされるもの。が、精密検査をしてみないと正確なことは言えないとのこと。検査には一週間ほどの入院が必要とのことで、けっきょくしなかった。

医師からは「お守り」として、狭心症の薬であるニトロ錠をもらった。常に携帯して何かあったらこれを飲みなさいということだ。ともあれ、ストレスが原因でなんらかの狭心症発作の症状が引き起こされているのだろうという診断しかもらえなかったのだ。そのときは、飛行機や電車に乗ると過呼吸発作が起きるという「法則性」には自分でも気がついていなかったのである。その後1度だけ、ニトロを服用したことがあった。電車に乗っているときに胸の不快感と同時に過呼吸症状があらわれだしたので舌の裏側にいれた。するとニトロの効果で、さらに心臓がバクバクと波うち、全身が弾けるような感じになってしまい、ぼくは逆にそれに驚いてしまって電車を降り、ホームのベンチにへたりこんでしまったほどだ。

たぶんぼくの症状はニトロを飲むような心臓の病ではないようだ。たしかに狭心症的な症状だが、どうも違うんじゃないかとうすうす気づきはじめ、自分で本やインターネットなどで自分の症状に合致する症例を調べまくるようになっていった。

ぼくが経験したのはパニック障害じゃないのか

2009年5月の京都で体験した2度目の超ド級発作はそれ以降はなかったが、講演会などでは直前まで予兆も感じないし、緊張もしていないのにしゃべりはじめる数分前になると動悸が激しくなり、息も絶え絶えに話し続けたことは何度か続いた。中程度の発作だ。それは飛行機や電車に乗る前や乗車中にも起きるようになった。シートに座ると不安感のようなものが襲ってきて離陸直前に「降ろしてください」と喉まで出かかったこともある。自宅の最寄り駅から新宿まで向かうのに数回駅を降り、十数本電車を見送ったことも幾度もあった。急行や快速に乗れなくなり、各駅停車だけに乗るようにした。

ぼくが経験した(している)のは「パニック障害」、じゃないか。発作が起きる条件などを勘案したり、症状を文献と付き合わせたり、友人の精神科医に相談しているうちにそう確信するようになった。

友人の精神科医には2回目のデカい発作後に相談していたのだが、発作が起きそうな予兆がきたら精神安定剤を数錠飲むことを助言してくれていた。じつは、以前から彼から処方された精神安定剤を睡眠導入剤として飲むことがあった。ぼくは長い間、慢性的な睡眠障害のような症状に悩まされていて、つねにぼくのてもとには数種のクスリがあった。

発作の前兆がはじまると、友人の精神科医の助言どおりにすると、わりと早く効果が出て発作の兆候はおさまった。あるいは、起きそうな予感があるときに薬を事前に飲んでおくようにすると、飛行機に乗るときも発作が起きかけることはだんだんと消失していった。そのような経過を見ても、これはあきらかにパニック障害であるというのがその精神科医の見立てだった。

本やネットでもパニック障害の実例を数十冊読みまくった。芸能界やメディア業界にもこの経験を告白している人がかなりいた。ぼくの経験したこととそっくりだった。

たとえば作家の白石一文さん。のちに彼とはツイッターを通じて知り合うのだが、彼が直木賞受賞の際に次のようなことを語っていたことを知った。文藝春秋に勤務していたときにパニック障害になったという告白だ。

〈辛いとか苦しいときに、辛い、苦しいと思ってしまうと呼吸困難に陥るので、何の感情も感じないようにする必要がありました。つまり、悩めないわけです。悩んじゃいけないんです。どこでも発作が起きる可能性があるから。感情を押し殺して抑制していないと、いつ発作が起きるか分からない。だから、バスや電車に乗ることもできなくなってしまった。辛いときこそ、無理して笑わなきゃならない。そういう状態でした。〉〈休職後職場に戻ったとき、幸いにも会社のほうで自分の体のことを気遣ってくれて、仕事量の軽減など

る。更年期障害とも症状が似ていたので、それや自律神経失調症に効くという漢方薬もいろいろ試してみた。

食欲も落ち、酒も呑みたくなくなったせいか、体重は半年ぐらいで11〜12キロ落ちた。おかげで血圧は正常値になったが、とうぜん生活のテンションは下がる。もっとも自身で困惑したのは仕事への意欲の減退だ。ノンフィクションにはさまざまなスタイルがあるが、ぼくは「人に会って取材をする」という生命線ともいえる原則的な行為が一定のテンションで連続していかないとダメなタイプだと自分でわかっている。それができなくなった。と、いうより社会から自分が遠ざかっていくようなうっすらとした感覚に覆われ、好奇心や探究心といった「人に会って取材をする」という行為の源泉になるものがそがれていくような感覚におちいってしまった。喜怒哀楽といった感情レベルもフラットになってしまった。

飛行機や電車による移動も極力控えるようになったから、仕事場がある那覇には数カ月行くことができなかった。移動は極力自家用車でおこなうようにしたのだが、不思議にクルマ移動のときには発作はおきなかった。パニック障害の発作の症例で、クルマを運転してトンネルに入ると発作が起きるというケースも少なくないのだが、ぼくは平気だった。

「自分」の中に深く潜ってみなければ

パニック障害を経験するとその6〜7割の人がなんらかの鬱状態になると専門家はいうが、ぼくの場合は過呼吸という劇症というかたちで表出したので、ひどい鬱にはならずにすんだ、と自己判断している。

しかし、「パニック後」の体調の悪さが日常生活のテンションを落としたことを考えると、軽鬱症状といえばたしかにそうだったのかもしれない。しかし、当時抱えていた仕事の量を何分の一かに減らして、なんとかポイント的に集中できるようにしたので、かろうじて仕事は量は減ったが続けることができた。だから、自分の状態を鬱と呼んでいいのかどうかやはりぼくはわからない。これをそう呼んでしまっては、ほんとうに鬱病で困っている人達に失礼にあたる気もする。

夜になると十代の頃の小学生の頃のネガティブな記憶が脳裏に蘇るようになった。それまではほとんど忘れかけていたことが次々と思い出されてきたのだった。顔も名前も忘れていたクラスメイトたちのことが思い出されてきた。ネガティブな記憶とは書けばどうでもいいような些細なことで、ただ、当時子どもだった自分にとっては生活を左右する友人関係の捩じれやトラブルや、秘密にしていたことだった。パンドラの小箱を開けるように飛び出してきたのだ。そして寝れなくなる。

あるとき実家近くをクルマで走っていて、その記憶がアタマの中をぐるぐるとまわりだした。適当に右折や左折を繰り返していたら、なんと記憶によくでてきた同級生の家の前に出たことがあり、驚いたこともある。その家への道順も、そして存在すらも忘れていたのに、ぐうぜんにも約40年近くぶりに遭遇したのだった。家の主は変わっていたが、家の外観はそのままだった。

パニック障害だというふうに友人の医師からも診断され、自分でも納得できたことですこしは気持ちがラクになった。積極的ではないが他者にも伝えるようにしている。デカい発作や、それが「起きそうな」前兆症状はさいきんはほとんど出ていない。飛行機も電車もクスリなしで乗れるようになった。安定剤を飲んで飛行機などに乗ることを繰り返してきたのでそれが結果的に認知行動療法となったのだろう。

パニック障害の原因は医学的には脳内不安物質の伝達の異常などいろいろ説明されているのだが、それを引き起こす根っこにあるものは特定されておらず、長年のストレスや何からの心理的外傷的なものが脳の伝達神経を誤作動させているとしか言いようがないらしい。

じゃあ、自分のストレスの正体っていったいなんなんだ？　深層心理に横たわる不安や記憶ももちろん影響する。自身の意識の奥に眠っているものを引き出して、鏡にうつして見つめてみるということが必要なのだろう。自分のことは自分がいちばんわかっていないのだ、きっと。自分が認識している「自己」なんて言ってみれば虚像にすぎない。

なんでパニック障害を経験したのか、自律神経失調症的症状に付き合いながら、そういうことをまいにち考えてしまう。専門家のちからも借りながら、書物からさまざまな智嚢を得て、自分の記憶に深くもぐってみなければ。病の機会を得て、いままでやってこなかったそんな作業をすこしずつ進めてみようと思う。

パニック障害を経験した人々の言葉をさぐると共通しているのは、さきの白石さんも言っているが「がんばらないこと」に尽きるらしいのだが、どうもまだそのあたりの感覚がしっくりこないのではあるが。

＊

と、自分のなかにもぐってみるなどと大層なことをぼくは書きつけたわけだが、もぐるためにはツールが必要だ。たとえばそれは書物であったり、映画であったりするわけだが、最適なのは自分の姿がうつるような人物と言葉をかわすことだろうと思う。ぼくにとってはそれが名越さんとの対話だった。本書は、名越さんに受けたカウンセリングの記録でもある。

名越さんはぼくの「主治医」なわけだが、抗鬱薬や精神安定剤の効能についての話はまったくしたことがない。それはぼくが、パニック障害を引き金にして日常生活に支障をきたすような鬱的症状に陥っていないと彼が判断したからだろうし、名越さんにはたぶん、クスリでコントロールすることを最小限にしたいという意思もあったのだろうと思う。ぼくはブログでは軽鬱状態と自己診断で書きつけてはいるが、鬱病（診断）と抗鬱剤（処方）はほぼ同義だと考えていいと思うが、医学的にはそのカテゴリーにはいらなかったのだろう。

ぼくは食べていくために仕事を休むわけにはいかなかった。それが結果的にひとりでスパルタ的認知行動療法をおこなったということになったことは対話の中でも触れた。がんばりすぎはよくないのはたしかだと思うが、仕事は絞れるだけ絞ったうえで、自分の感覚的には、むしろ、ぼくは「がんばった」と思っている。がんばりすぎないようにがんばった、ともいうべきか。が、これはあくまで我流なので誰にでもあてはめていいことではないとは思うけれど。

自分のことを最もわからないのは自分なのだが、自分をコントロールするのも自分でしかない。親しい人になんとかしてほしいと願っても、それはしばしば「誰か」を巻き込む負のスパイラルを生むことはあっても、「誰か」はわかちあってはくれない。

専門家のアドバイスを得ながら必要なクスリを飲むことも含め、己をリセットするような感覚をこつこつと更新したり、積み重ねていく方法は、ドラスティックに自分を解放してくれるような営為ではないけれど、40～50歳代の、とりわけ男性にすすめたいと思う。

ぼくはだから、現在の生活にもそれほど大きな変化はない。自分がパニック障害の身体症状に悩まされた原因をつきとめたという自信もまったくない。と、いうより、いまだにわからない。ただ、今は原因の手触りのようなものだけがずっと心に残存しているような状態だ。

変化はといえば、自分の心の状態を以前よりも把握できたことと、そのためのツールをさがすことは苦行ではなく楽しいということを実感できつつあること、だ。

最後になったが、ぼくたちの対話を編んでくれたフリーエディターの鈴木紗耶香さんの尽力に感謝したい。そして、出版を引き受けていただいた牧野出版の佐久間憲一さんにも合わせて御礼を申し上げる。

名越康文（なこし　やすふみ）

精神科医。専門は思春期精神医学、精神療法。1960年、奈良県生まれ。現・大阪府立精神医療センターにて精神科緊急救急病棟の設立、責任者を経て、99年同病院を退職。臨床に携わりつつ、さまざまなメディアで活動。著書に『心がフッと軽くなる「瞬間の心理学」』（角川書店）、『毎日トクしている人の秘密』（PHP研究所）、『自分を支える心の技法　対人関係を変える9つのレッスン』（医学書院）など多数。

メールマガジン「生きるための対話」http://yakan-hiko.com/nakoshi.html

Twitter アカウント　@nakoshiyasufumi

藤井誠二（ふじい　せいじ）

ノンフィクションライター。1965年、愛知県生まれ。高校時代からさまざまな社会運動に関わりながら、日本の「現場」を伝え続けている。著書に『少年に奪われた人生』（朝日新聞社）、『殺された側の論理　犯罪被害者遺族が望む「罰」と「権利」』『アフター・ザ・クライム 犯罪被害者遺族が語る「事件後」のリアル』『「壁」を越えていく力』（ともに講談社）、『体罰はなぜなくならないのか』（幻冬舎）など多数。

メールマガジン「事件の放物線」http://foomii.com/00007

Twitter アカウント　@seijifujii1965

装丁・本文デザイン　篠田直樹（bright light）
編集・構成　鈴木紗耶香
協力　板倉康仁（株式会社クオリア・マネージメント）

＊本書には、2010年7月17日に行われたライブトーク＆インターネット放送「トークライブNEO」で収録したものを一部使用しております。

40歳《さい》からの人生《じんせい》を変《か》える
心《こころ》の荷物《にもつ》を手放《てばな》す技術《ぎじゅつ》

2013年9月4日　初刷発行

著　　者　名越康文
　　　　　藤井誠二
発 行 人　佐久間憲一
発 行 所　株式会社 牧野出版
〒135-0053
東京都江東区辰巳1-4-11 STビル辰巳別館5F
電話 03-6457-0801
ファックス（ご注文）03-3522-0802
http://www.makinopb.com

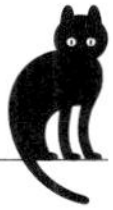

印刷・製本　新灯印刷株式会社
内容に関するお問い合わせ、ご感想は下記のアドレスにお送り下さい。
dokusha@makinopb.com

ISBN:978-4-89500-169-4